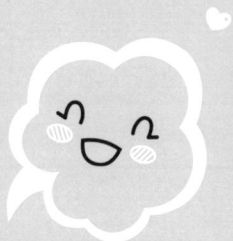

温暖子宫的健康书

［日］若杉友子 著

郭　勇 译

江西科学技术出版社

推荐序

以前的女性很容易怀孕，家里五六个孩子挺正常的，妇科疾患也很少见，而现在，子宫有问题的现代女性越来越多，月经不调、痛经、子宫肌瘤、子宫内膜炎、不孕、子宫癌、卵巢癌……各种各样的疾病不断增加，痛苦不已。女性的这些疾病是因何而起的呢？很多女性想急于寻找答案，而这本书正好给女性一个参考。

正如本书中所讲述的，作者若杉婆婆出生、成长的那个年代，一菜一汤的简单饮食就是基本生活。如此俭朴的生活，并心怀感恩，珍惜现有一切的心态，让很多人都保持了健康，精力充沛，这也是先人留给后人的生活智慧。但在追求利润的经济社会中，人们以"更快、更大、更强"为座右铭，包括食物在内的所有商品都进行大批量生产。人们吃大量的动物性食物、甜食、鸡蛋、奶制品和冰淇淋等食物，带来了很多不良的结果，导致妇科疾患发病率骤增，疾病横行。

我也曾在日本访学，也深深感受到现今日本国民饮食和生活方式上的诸多问题，这或许也是当今各国人们普遍存在的问题。

　　作为一本理念和实践性融为一体的饮食指导书，本书给读者指出了现代女性身体失调的原因，告诉人们该多食哪些食物、远离哪些食物，怎样通过食物改变贫血、低体温和寒性体质，温暖子宫，让难以受孕的女性改善体质，成功受孕。并通过多个案例说明改变饮食对健康的益处。书中还介绍了食物的阴阳属性，示范了合理的烹调方法。并且若杉婆婆还亲授了保持健康子宫的私房菜谱，让您远离身体不调。

　　本书作者若杉友子通过自身的健康生活实践经验，不仅指导女性该如何维护自身健康，如何选择饮食，同时也在告诫人们，在竞争激烈、物欲横流的现代社会，改变思维方式和生活方式，怀着对大自然的感恩之心，过简单的生活，人们的内心会感到惬意和舒适，这样人们会感到很幸福。这也正是本书的精髓所在。

　　本书对于女性健康、饮食和保健来说是一本值得一读的佳作，对于从事医学、营养工作、疾病预防的工作者，也都会从书中获得某些启示。

上海中医药大学营养学教研室主任　孙丽红博士

推荐序

　　医学中的病因学研究，是一个很大的领域，几乎每一种疾病，都是多种因素综合作用的结果。在这些因素中，生活方式是一个非常重要的方面。而饮食习惯，又是一个人生活方式的一个典型体现。所以，那些我们看上去营养美味、每日必需的饭食，都有可能与一些疾病有着千丝万缕的联系。

　　随着这种健康理念的普及，越来越多的人意识到，过去说的"病从口入"，可能并不一定是吃"错"了东西，即使是日常便饭，不同人口味上的偏好，也有可能影响到你的健康。于是大家也就越来越关注我们的日常饮食。这本书，就是从女性健康角度，提出一些饮食上的经验。

　　很明显，作者若杉婆婆是一位素食主义者，崇尚回归自然，推崇一菜一汤的简单饮食和简朴生活。这样的生活方式，在她那个年代的日本，可以说是非常自然的；而在我们满大街麦当劳、肯德基的当代社会，若杉婆婆所提倡的生活，更值得我们反思。随着生活方式的改变，各种疾病的发病率逐渐升高，人们的健康状况反倒较前下降，这确实值得我们警惕和深思。

我们在享受现代生活所带来的美味、舒适和便利的同时，也被裹挟着进入了一种快节奏、高压力的状态之中，也算是我们为现代生活所付出的代价吧。而读若杉婆婆的这本书，从一位长寿老人口中了解的一些生活经验，让我重拾对大自然的感恩之情，并从我们的内心寻求舒适与安乐。我想，这应该是这本书给我们的另一个惊喜。

浙江大学附属妇产科医院　田吉顺

前 言

我生活在京都的深山中，一个叫作绫部的人烟稀少的村落。

我住在那里已经有 17 个年头。已经有 175 年历史的老屋被我一点点修葺完善，同时自己种一些稻米和蔬菜，用土灶做饭，用木柴烧洗澡水。可以说我过着古老而简单的生活。

在那里，可以感受到四季分明的季节，我怀着对大自然的感恩之心，惬意、舒适地过着自己的田园生活。饮食主要是自己种植的本地品种的蔬菜，在家附近采摘的野菜，然后用盐、豆酱烹调出一菜一汤，再配以米饭。饮水就是把山上的水煮开了喝，所以不用花一分钱。

每天，田间劳动和整理山野就是我的主要活动，虽然忙得不亦乐乎，却给我带来了充沛的精力和饱满的精神状态。这也让我吃得香、睡得熟，至于疲倦是什么滋味，我都快想不起来了。所有这一切让我感到很幸福，我的心中只有一句话，那就是："感恩！"

另外，在我的头脑中随时都会有意识地把"真正的饮食"放在首要的位置。

　　为了向朋友们宣传饮食的重要性，我的足迹遍布全国各地。在和众多女性朋友接触的过程中，给我印象最深的是那些"非常喜欢孩子可自己却生不出来"的女性朋友，而且，这样的朋友还非常多。作为一个过来人，我心想："我不能坐视不管了，到了该出手的时候。"于是，这本书便诞生了。

　　现在，子宫有问题或者生病的现代女性急剧增多，简直到了令人吃惊的地步。

　　月经不调、痛经、子宫肌瘤、子宫内膜炎、不孕、子宫癌、卵巢癌……各种各样的病名不断增加，很多女性成了妇科医院的常客，痛苦不已。不知这样的异常状态还要持续到什么时候。

　　但是，女性身体的这些不调和疾病是因何而起的呢？我心里非常清楚，身体所表现出来的症状只是一个结果，而其中的原因存在于"每天的饮食"。

◎ 在我居住的绫部，女性怀孕非常容易

　　我在大约 30 年前，第一次接触到长寿养生饮食法的创始人——樱泽如一先生的书，从而得知了正确的饮食方法。

　　樱泽先生认为，人体存在"阴""阳"两性。所谓人体的"阴"，是从身体中心"向外扩展的缓和的力量"和"冷却的力量"；

与此相对，所谓人体的"阳"，是"收缩的力量"和"温暖的力量"。食物也好、人体也好、大自然也好，都存在阴与阳，阴阳的平衡、调和便是"中庸"，而只有做到中庸，才能保持身体的健康。

第一次接触到这个原理的时候，我深有同感："确实如此啊！"于是，便一门心思地钻到樱泽先生的哲学和思想中，学习了很多养生饮食方法。学习的过程，不仅让我得到了快乐，也切身感受到了实际的好处。

1989 年，我在当时居住的静冈县开办了一家名为"思考生命与生活的店·若杉"的料理教室，主要教大家健康饮食的制作方法，并举办讲习会和大家一起学习。

来我的料理教室学习的女性中，不少都有妇科疾病。她们之前的饮食生活，一直以"控制卡路里的营养学"为中心。结果，除了生活习惯病之外，她们大多还有贫血、体寒症、低体温等严重的问题。

而来到我这里之后，她们学到了我的"独门绝学"——精选野菜料理，以及挑选真正、纯正食材的方法。结果，这些女性朋友的身体眼看着一天一天地好转起来。而我对自己的料理教室并没有进行什么宣传，只是通过学生们的口口相传，料理教室就成了众多人"大聚会"的地方。不少不孕的女性，后来还抱上了娃娃，大家都开心不已。

如今，从大都市进入绫部生活的女性朋友们，进入了怀孕高峰，有 8 位女性朋友已经怀孕即将当妈妈了。因为，正确的饮食让她们的身体和子宫恢复了元气。

改变饮食之后，人体的血液就会改变，血液改变之后，细胞也会随之改变，细胞改变了内脏就会改变，内脏改变了全身就都变了。结果，人的思维方式、生活方式也改变了，从而，人生便改变了。

当您陷入难以怀孕的危机中，我建议您在花大笔钱财看医生之前，不妨先审视一下自己的饮食生活。人的身体，具有超乎大家想象的"治愈能力"。我想通过这本书，引导大家进入自然健康饮食的大门，激发自身的"治愈能力"。

若杉友子

2012 年 12 月 1 日

目 录

专栏　宝宝来啦！

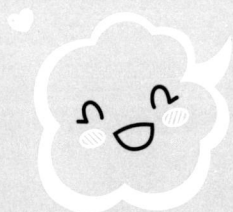

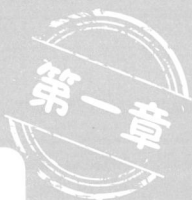

第一章

现代女性
身体不调的原因

现代女性的子宫冷得像电冰箱

"结婚这么久了，可还是怀不上孩子，若杉婆婆，这可怎么办呀？"经常有为不孕烦恼不已的女性朋友来找我咨询。日本什么时候陷入了这种非常事态之中？真的令我非常吃惊。

可是以前，家家户户都因为生孩子太多而发愁。孩子太多，成为很多家庭烦恼的源头。就拿我姐姐来说，她接二连三地怀孕生子，都不知该给孩子取什么名字好了。所以只好用五子、六子、七七支、八重之类带有数字的名字给孩子们"编号"。

其实，以前女性容易怀孕的原因很简单，因为那时的女性身体多是阳性的，子宫很温暖。

祖先传下来的以谷物为中心的朴素的饮食生活，让人的身体很温暖，性格也开朗乐观。那时的人比时下的人要坚强得多。

那个时候，女性结婚后很快就会怀孕，不仅安全生产而且多产，通过自然育儿法养育孩子，也不像现代人养育孩子那么辛苦。而且，我们年轻的时候很少生病，一般的头疼脑热根本不用看医生，身体结实得很。

可是，摸一摸现在年轻人的手您就会发现，大多数人都是冰凉的。体表的温度很低，而子宫更是冷得像电冰箱一样。

到了冬天，手足容易得冻疮的人，大多是因为甜食、水果、生蔬菜、茄科蔬菜摄入过多。手和嘴角容易干燥的女性朋友，也应该注意了，因为这说明你们的子宫很弱。

◎ 根据自己的意思选择真正的食物

生命的基础变得冰冷、松弛，自然很难受孕。不仅仅是不孕症，月经不调、痛经、子宫异位、子宫内膜炎、子宫肌瘤、卵巢囊肿、子宫癌、更年期障碍症等，烦扰女性的不调或疾病，都是因为子宫冰冷引起的。

也许下面这句话有点严重，但绝不是危言耸听，我认为引发疾病的原因全都在自己身上。生病的原因就藏在自己的"饮食历史"中。

我曾经询问那些经常手脚冰凉的女孩子："你们平时都吃些什么？"她们回答说："没什么特殊的呀，就是普通的日常饮食啊。"可是，如果她们每天真有好好吃饭，吃正确的食物的话，根本不会出现如此恶劣的健康状况。

当您在选购衣服、鞋子、手提包的时候，是不是要认真考虑它们的款式、颜色、质地、穿着舒适度，然后再下决心呢？盖新房子的时候，您是不是也要花很多时间认真思考客厅、卧室、厨房、玄关、卫生间的位置，然后再做决定呢？

而很多现代女性，即使当结婚之后想生孩子的时候，对于早就应该严加注意的饮食问题还是毫不关心，甚至百无禁忌。

成也饮食，败也饮食。

饮食既有药物的作用，也有毒物的作用。如果不了解饮食重要性的话，不管男女，身体都将受到损害，在疾病和痛苦的人生中挣扎。

第二次世界大战后，欧美控制卡路里的饮食营养学传到了日本。于是很多日本人被这种舶来的健康理论洗脑，认为肉是体力之源，蛋是营养全面的食物，牛奶是钙质之源……一个人一天应该吃 33 种食物，摄取 2400 千卡的热量，这样便能塑造健康强壮的身体。

生儿育女对于人类来说，是繁衍的必需手段，如今那么多人不孕不育，肯定是哪里出了问题，身体有了不对劲的地方。多少有些判断力的人，应该能意识到这个问题的根源，并开始改善饮食。

使用我传授的方法，不少人都怀孕并顺利生了宝宝，其中一人以 47 岁的"高龄"生出了第四个女儿。当时，他们一家人齐心协力，是在自己家里顺产的。自然生产、育儿是最好的育儿方法。

后来，那位女性移居海外，在生第六个孩子的时候，据说是 3 岁和 5 岁的孩子帮忙在家里顺产的。今年夏天，她带着 6 个孩子回到了京都故里，还带着孩子拜访了长野、岛根的一些朋友。那些朋友都是她跟我学习健康饮食方法时结识的同学。

那位女性，夫妻恩爱，生产、育儿都很快乐，她说有可能的话她还想再生宝宝。听到这话，连我都觉得吃惊不已，真是一个强大的女人！

白带过多就是子宫经历暴风骤雨的证据

各位女性朋友，你是不是认为自己分泌较多的白带是理所当然的事情，没什么大惊小怪的？但我告诉你，以前的女性可没有这么多的白带。

以前的日本妈妈，根本不穿现在这样的内裤，要说下身的内衣，就是一条贴身裙。那时的女性比现在人的体温高，一块布在腰间一裹就足够了。我就没见过我的母亲穿内裤，直到她85岁过世，里面一直只穿贴身裙。很了不起吧！

贴身裙可不像内裤那样把私处包裹得十分严实，穿贴身裙的话，下面是通风的。因此，如果那时的女性白带过多的话，就会直接流到双腿之间，弄脏外面的衣物，无法劳动，也无法外出。可是，以前很少见到哪个女性因为这个问题影响正常生活。

而如今的女性，日用型、夜用型的各种护垫随身携带，一天24小时都离不开它。因为现在的女性整天都在吃造成贫血、体寒症、低体温的食物，所以过多的白带才会始终"不离不弃"。过多的白带，就像自然界的暴风雨一样，暴风雨过后的大地一片杂乱，而白带过多就是子宫经历暴风骤雨的证据。

白带具有清洁阴道内各种细菌的作用，而白带过多，则说明子宫和阴道内的有害细菌太多了。

本来，女性的阴道内呈弱酸性，病原菌都难以在此生存。而现代女性阴道的自洁能力大大降低，我听说有不少女性朋友经常因为阴道滴虫或念珠菌感染，而去医院接受诊治。

其实，白带过多的根源就是摄入了太多的动物性蛋白质、砂糖、茄科蔬菜水果，以及减少盐的摄入量，结果造成血液"污染"，从而分泌了过多的白带。

◎ 朴素的饮食，减掉不必要的白带

现在，大部分人认为，女性临近排卵期的时候，分泌蛋清一样的白带是正常的。可是你知道吗？以前物资没这么丰富的时候，吃粗茶淡饭的女性即使临近排卵期也不会分泌多少白带。

我出生、成长在那个战争年代，一菜一汤的简单饮食就是基本生活，我们也没有别的奢求。

当我进入小学低年级的时候，学校开始实行食物供给制。当牛奶和橄榄形面包被端到我们面前的时候，所有孩子都高兴得欢呼起来。那是我有生以来第一次感到如此开心，因为面包和牛奶真是太好吃了。

可是，学校实行食物供给制没多久，女孩子们就开始流白带了。当时的学校缺乏相关教育，孩子们对于白带没有任何了解，因为那是"从下面流出来的"，所以感觉很别扭。

在吃面包喝牛奶之前，我的内裤一穿就是两三天，也没感觉有什么不适，根本不用天天换。

可是开始吃面包牛奶后，内裤很容易脏，必须得一天一换。

在追求利润的经济社会中，人们以"更快、更大、更强"为座右铭，包括食物在内的所有商品都进行大批量生产，结果，真假难辨，导致疾病横行。

如今的时代，我们更需要一双火眼金睛，看穿那些假的、不合适的食物，寻找真正的健康食物。大家一起加油啊！

肉、乳制品的过度摄取，让"神宫"变得脏污不堪

在日本历史上，不许吃动物的禁令曾经延续了一千多年。本来，日本人吃肉的观念就比较淡薄，特别是女性，以前有人说吃四足动物会让女性的血液变脏，因此禁止女性吃四足动物。为什么？因为女性的子宫是孩子居住的"神宫"，要始终保持"神宫"的清洁。

日本女性出嫁，为人妻之后，常被称为"御上"（即老婆、太太的意思），而日语中的"御上"又与"神"同音。可见，

女性就是"神",因为女性有子宫,子宫就是孩子住的宫殿,也就是"神宫"。胎儿生活在子宫中,然后通过"参拜道路"诞生出来。请你想想看,现实的神社中不都有参拜的道路吗?

这个神圣子宫的健康晴雨表,就是每月都来的月经。因为女性会受到"月之气"的影响,所以,会以 29.5 天为生理周期,按时来月经。所谓"气",就是存在于自然界中的生命之源。

◎ 身体与子宫的清洁大作战

那么,女性的身体为什么要来月经呢?

来月经,是"为了让胎儿(子孙)有一个清洁、健康的居住环境"而将全身血液中的废物和毒素通过子宫排出体外,而且一个月就要清洁一次。月经就是身体和子宫的清洁大作战,这项神秘的作业,只有神一样的女性才能完成。

牛肉、猪肉、鸡肉等肉类食物摄入过多的话,女性的血液就会受到污染,而子宫的环境也会迅速恶化,单靠身体自带的清洁功能已经无法保持清洁,人就会陷入不健康的状态。这种情况下,经血的颜色已经不再是鲜艳的红色,而变得乌黑发紫,有时还会出现动物肝脏样的固体碎块。从经血的情况,就可以判断出这个人的血液状态。

女性食肉太多,会造成子宫发育不全。另外,肉类中的脂肪是制造雄性激素的必要材料,因此,女性食肉太多的话,会造成毛发过于浓密、性格强硬、讨厌做家务等结果。

这样一来，夫妻关系、亲子关系都会受到影响，严重的话还会成为家庭不和睦的原因，导致分居、离婚等恶劣结果。

我认识一位在高中教授学生家庭生活技能的老师，在一次谈话中，她对我说："若杉啊，现在的女孩子们不仅常受到痛经的困扰，压根儿不来月经的女孩子也是越来越多，真让人心焦啊！"在一声叹息之后，我想，十几岁的女孩子生理周期就已经紊乱了，每个月无法正常排卵，长大以后怎么可能正常生儿育女呢？

以前的女人来月经的时候，就用旧衣服或不用的婴儿褓褛、尿布等，做一个 T 形穿在两股之间。

健康的女性，一般月经天数为 3 天，更加健康、有精神的女性，甚至只需要 2 天就可以排完月经。可是现在呢？经期从一个星期到 10 天左右，很多人的月经断断续续排个没完。这样的女性朋友，此时如果再不做点什么的话，以后可能会遇到更多的麻烦。

现在贫血的女性到医院诊治时，医生总会建议她们："多吃些动物肝脏。"可是，不管人类还是动物，身体中毒素最集中的地方就数肝脏了，因为肝脏的功能就是负责解毒。再加上，如今市场上能买到的猪、牛、鸡、鱼等大部分都是养殖的。而养殖户为了让这些动物在短时间内迅速长大，以便出栏上市，就会在饲料中添加生长激素制剂、雌性激素制剂、抗生素等各种人造药物，我认为这是最为恶劣的行径。

如果把毒素大量聚集的动物肝脏吃到肚子里，对于女性来说，那将给子宫带来极大的打击。我想，这一点任何人都可以想象出来吧。

女性健康的晴雨表不是贫血、体寒症、低体温等症状，而是每月在固定的时间排卵，月经顺畅、有规律。

◎ 牛奶是给牛宝宝准备的，而不是人类的宝宝

另一种和肉类一样应该避开的食物就是牛奶和乳制品，尤其是女性，还是少喝牛奶为妙。有人说牛奶和乳制品中含有丰富的钙质，特别推荐孕妇和儿童食用，但实际上，牛奶喝得越多，身体里的钙质也流失得越多。

为什么我不认为牛奶是好的补钙食品？因为有研究提出，牛奶中的钠和蛋白质具有促进钙质排泄的作用。

本来，牛奶就是给牛宝宝准备的。刚出生的小牛没有牙，无法吃牧草或饲料，所以，为了给小牛补充足够的营养，母牛才会给小牛喝自己的乳汁。

想生孩子的话，就和白砂糖诀别吧

甜食，是很多女性朋友的最爱。

很多女性在正餐已经吃得很饱之后，还能以惊人的食量吃下大份的甜品，比如奶油蛋糕、冰淇淋等。可是，我奉劝那些想要孩子，或者不容易怀孕，但又非常喜欢甜食的女性朋友，还是尽早戒掉甜食吧。否则的话，怀上孩子是很困难的事情。

可以说，甜食百害而无一利，而其中的罪魁祸首就是白砂糖。

白砂糖，我想不用我多说，大家都知道，市面上销售的蛋糕、曲奇、冰淇淋、巧克力等甜食里面都加入了大量的白砂糖。

制造白砂糖的原材料是甘蔗，可是现在随着产量的增大、生产效率的提高，制造过程中，为了去除甘蔗中的杂质，几乎所有糖厂在提纯的工序中都加入了化学药品。而且，在后面的工序中为了给砂糖漂白，还加入了氯。这样一来，砂糖中原本含有的矿物质和维生素等微量营养几乎流失殆尽。可以说，现代工厂中生产出来的白砂糖，已经不是真正的白砂糖，恐怕叫作"化学药品"更为贴切。

因此，吃太多这种白砂糖的话，就会造成体内钙等矿物质流失，牙齿和骨骼都会因缺钙而出现问题，比如牙齿松动、脱落，容易骨折、骨质疏松症等。所以，特别需要钙质的孕妇和哺乳期的妈妈，一定要管住自己的嘴，不要让含糖量高的食物随意进入体内。

◎ 人的身体由所吃的食物构筑而成

前段时间，我一位朋友的女儿刚生了宝宝，前来祝贺的人中，有人送来了好吃的曲奇饼干。宝宝的妈妈受不了甜食的诱惑，忘记了自己是在哺乳期，一口气吃了好几块曲奇饼干。结果，没多久乳头就开始硬起来。

宝宝的妈妈心里还在纳闷，这是怎么回事呢？突然，她想起来了，曲奇饼干里尽是白砂糖、牛奶、鸡蛋、乳制品……都是她应该忌口的成分，可是，现在想起来也只能是事后诸葛亮了。

宝宝一口含住了妈妈的乳头，可是刚吸一口就把乳头吐了出来，露出一副嫌弃的样子。宝宝的肚子已经很饿了，可是又没有自己想吃的乳汁，于是急得大哭大闹。宝宝的外婆见此情景，批评女儿说："你吃了很多曲奇饼干吧！"女儿也后悔不已，连忙对宝宝说："对不起，对不起！都是妈妈不好！"

妈妈吃的食物会迅速传达到乳房，以乳汁的形式传递给宝宝。刚才介绍的那位妈妈，接受了一次教训之后，就再也不敢乱吃东西了，在养育宝宝的过程中也细心了很多。可见，失败是成功之母，说教不如体验。

哺乳期的妈妈，只吃米饭配豆酱汤，加上一点儿腌菜泡菜，再来一些煮制的食物，高质量的乳汁就会源源不断地分泌出来。女性的身体真是不可思议啊！

人的身体不会说谎，吃的食物就是原因，身体会如实地反映出结果。所以，想要孩子的朋友，正在哺乳的妈妈，一定要理解食物的重要性。可以说，食物控制着一切。

如果实在按捺不住对甜食的渴望，可以选择红糖、甜菜糖、玉米糖、枫糖等富含钙等矿物质的糖，然后自己动手制作甜食。但说到底，不管什么糖，摄入太多都对身体不利，吃多吃少完全凭个人的自觉了。

在这里，希望大家特别注意的就是一种日本特产的糖——三温糖。三温糖是利用精制白砂糖后的糖液，经过加热使其凝聚制成的。因为色泽偏黄，看起来有点像红糖，所以容易让人误以为三温糖具有红糖一样的品质。但实际上，三温糖比白砂糖更加有害。总之，砂糖是一种具有溶血功效的食物，在健康的血液中加入砂糖的话，眼见着血液就会溶解。

真可谓，甜食毁女性，砂糖糟蹋人生！

再加之，砂糖还会使身体和子宫趋向寒性。因此，吃太多甜食的话，就会使贫血、体寒症、低体温等症状难以得到治愈，甚至雪上加霜。

每天吃鸡蛋的习惯，让怀孕离我们越来越远

第二次世界大战之后，日本人似乎非常重视营养，人们被告知："鸡蛋，含有优质的蛋白质以及铁、钙等矿物质，是一种'全营养'食物，堪称完美。"可是，你到市场去看一看，销售的鸡蛋全都是无精卵。

所谓无精卵，就是未经交配，没有受精的鸡蛋。养鸡场培养出的蛋鸡，每天都会产无精卵。这样的鸡蛋，不管怎么孵化，也不可能孵出小鸡，是没有生命力的鸡蛋。

以前，我们去探望病人的时候，常会送鸡蛋请病人补养身体。但那时我们送的都是受精卵，身体虚弱的病人作为暂时的营养补充，吃些受了精的鸡蛋还说得过去，但身体健康的人每天吃无精卵，就实在没有必要了。

受精卵与无精卵简直有天壤之别。请你试想一下，那些没有受精，不能繁衍子孙的鸡蛋真的能对我们的身体有好处吗？我一直确信，嘴是天堂的入口，也是地狱的大门，可以吃出健康快乐，也能让疾病畅行无阻。

日本也曾经历过经济的高速成长期，人们在利益的驱使下，对原产自意大利的白色来享鸡（leghorn）进行了改良，培

养出可以快速生蛋的蛋鸡。养殖蛋鸡的鸡舍中，没有窗户，光和温度都是人工控制的，就连喂饲料都是机械化完成，整个鸡舍中几乎见不到人。在如此恶劣的环境中培育出的肉鸡、鸡蛋，能对身体有好处吗？我觉得不能。

鸡蛋黄胆固醇含量高，蛋清富含蛋白质，所以，吃鸡蛋是造成很多孩子患上过敏症的原因之一。很多因花粉症而苦恼不堪的大人，很大一部分原因也来自鸡蛋。

大家都喜欢的糕点——年轮蛋糕（Baumkuchen，指有着层层花纹的年轮蛋糕，为欧洲多个国家的知名多层蛋糕点心，被视为"蛋糕之王"。当对其做横断切开时呈现出特征性的金色环圈，而使之得"年轮"之名——译者注），其实就是鸡蛋和白砂糖还有面粉的混合体。而棉花糖，也是由鸡蛋清、白砂糖和明胶制成的。不经意间放入口中的美食，也许能让味觉得到极大的满足，但却不知不觉地损害了身体的健康。

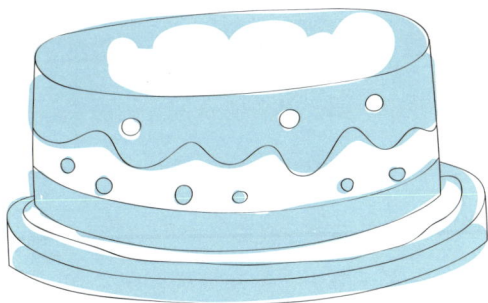

◎ 日本人采取以米饭为中心的谷物菜食就足够了

不能吃太多的肉类、牛奶和蛋，那摄取的营养够吗？肯定会有读者朋友提出这样的疑问。我建议怀有这个疑问的朋友去大自然中寻找答案。我所生活的京都市绫部地区，也生活着大量的野生动物。

每年，一到早春季节，鹿都要换角。于是，我们这里的田间地头，经常能捡到鹿换下来的大角。鹿吃的是"阴"的草，却制造出"阳"的血液和细胞，也就是说，身体会自然地进行"原子转换"（元素转换）。

所谓"原子转换"，就是在酶或微生物的作用下，各种元素在身体内实现转换。樱泽如一先生从 20 世纪 60 年代起就深入研究了"原子转换"，并出版了很多相关的书籍。

我们再来看看牛，牛只吃草，可是却能长出大角和蹄子，还能长成那么庞大的身躯。牛的子孙繁旺，还有那么多的牛奶喂养孩子，生活得逍遥自在、不亦乐乎。再看猴子，猴子生活在山林中，以山林中的各种食物为生，我们常能见到小猴抱着母猴的身体随其在林间辗转腾挪，却不见小猴掉下来，这种动物的生命力之强，真是令人感叹啊！

日本人自古以来都以米饭为主食，再辅以谷物菜食，很少吃肉，尽管如此，也少见营养不良的现象。摄入的这些简单食物在肠道内进行"原子转换"，制造出脂肪、蛋白质、钙质等，那时的女性生孩子非常简单，不仅顺产而且多产。而现代人呢？摄入了太多的蛋白质。

大量摄入蛋白质的饮食习惯，会有很多不良的后果，其中之一就是年轻女性患子宫肌瘤的概率大大提升。

肉类、鱼类、蛋、乳制品摄入过多的话，体内就会出现过剩的蛋白质，使血液出现污染，结果导致经血难以排干净，滞留在子宫中形成肿块。你见过子宫肌瘤患者通过手术取出的肌瘤吗？都跟石头一样坚硬。所以，以日本人，乃至东亚人的体质来看，还是少摄入肉类、牛奶、乳制品、蛋比较好。

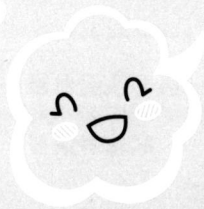

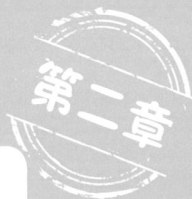

第二章

传统饮食可以提高"子宫的能力"

卵子和精子是由大米的营养构成的

改变饮食习惯，其实并不是什么难事。首先，把主食锁定为大米即可。

过去的人常说："米可养儿、米可富家、米可强国。"由大米的营养滋养的精子、卵子也是质量最高的。米和青写在一起，便是"精"，后面再跟个"子"就成了"精子"。

来到田间地头，看到那绿油油的水稻，心中就无比舒畅。水稻吸饱了田中的水，稻穗就会沉沉地弯下腰来，鲜嫩得简直要滴出水来。所以，我们常用"水灵"一词来形容仪表美貌的人。

男人的精力，也是从稻米中汲取的力量。因为米中蕴含着天地宇宙之"气"。繁体的"氣"字，就有一个"米"，其中的深意我想大家已然明了。

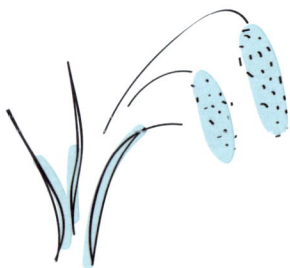

从小就以谷物为主食的人，骨盆强壮，腰肢也很强壮。因为以稻米的营养滋润的血液会从上到下、由内而外地滋养身体，从而，男性的精子质量高、精力旺盛，女性也是一样。

小腹之处被道家称为"丹田"，那里便是滋养血液的田地。这个位置非常重要，男性的精力就是在此生成，而附近的睾丸也是制造精子的地方。女性的小腹部就更为重要了，子宫、卵巢就在这里，这里健康的话，才能制造出高质量的卵子，生出健康聪明的宝宝。

◎ 德川家康旺盛的精力就源自米饭和豆酱

如果根据阴阳的思想考虑，男性属于阳性，由白细胞构成的精子属于阴性。

精子的外形，头部像导弹头，后面有一个又长又细的尾巴。精子进入女性阴道后，便会摆动那长长的尾巴拼命游动，目标就是阳性的卵子。当精子与卵子结合后，就形成了受精卵。

在为数众多的精子当中，最强大的那个精子才能与唯一的卵子结合。精子卵子结合的瞬间，新生命诞生。而剩下的其他精子，永远失去了与卵子结合的机会。

自然界的动物到了发情期，雄性为了获得与雌性的交配权，会豁出性命与同性展开殊死搏斗。只有最终的胜利者才有权与雌性交配，繁衍后代，这和精子之间的竞争有异曲同工之妙。

以前，我曾经听一位老师讲过，男女交合的时候，体内的精子和卵子也会兴奋地舞蹈起来。那虽然是我们无法亲眼所见的世界，但精子和卵子因为新生命即将诞生而兴奋不已的样子，我们完全可以想象得到。

但是，现在的男性因为摄入了太多的肉类、砂糖，再加上酒精、烟草的刺激，精子的质量已经大为下降，就连形状都发生了变化，甚至出现了畸形的精子。有的没有尾巴，有的头部发生了分裂……

不仅如此，现代男性精子的数量也出现了明显的减少，从2000万减少到了不足100万。患上无精症，甚至阳痿的男性也与日俱增。由此可见，如今女性不容易怀孕的现象中，男性的责任也很大。其中很大一部分原因是吃出来的。

在没有食品添加剂的时代，男性的生育能力是相当旺盛的。据说德川家康就生育了16个孩子，当年他都吃些什么呢？最主要的食物就是米饭和豆酱。

据说，古代男性的精子数量可以达到3亿个。在以前，武士的薪水不是钱，而是大米，可以说大米是日本人日常生活的基础，也是身体的基础。吃大米有利于健康的习惯，已经深深刻入日本人的DNA之中。

◎ 日本人的牙齿适合吃大米、蔬菜

如果让日本人天天吃荞麦面或乌冬面的话，用不了几天他们就会腻烦。可是，如果每天吃米饭的话，没有日本人会反对。这一点，从我们的牙齿和肠子也能够得到证明。我们的 32 颗牙齿中有 20 颗磨牙，用来磨碎谷物；8 颗切牙，用来切断蔬菜、豆类、海藻等食物；4 颗尖牙，用来撕咬肉类、鱼类、贝类等食物。

从牙齿的构造和功能来看，大部分都是用来磨碎谷物类食物的磨牙，所以，我们也应该顺应自己身体的功能摄取正确的饮食。

日本人的肠子比西方人更长一些，如果日本人摄入过多肉类食物的话，肉类会在肠道中滞留较长时间，因此就容易发酵腐败，从而形成便秘等各种问题。这也是导致肠癌的原因之一。

我们来看腐败的"腐"这个字，上面是"府"，代表阴性的肠（六腑之一），如果其中装入阳性的"肉"，就会发生腐烂变质。也正因为如此，吃肉多的人放屁会很臭，而吃米饭蔬菜的人，放屁基本上没什么气味。

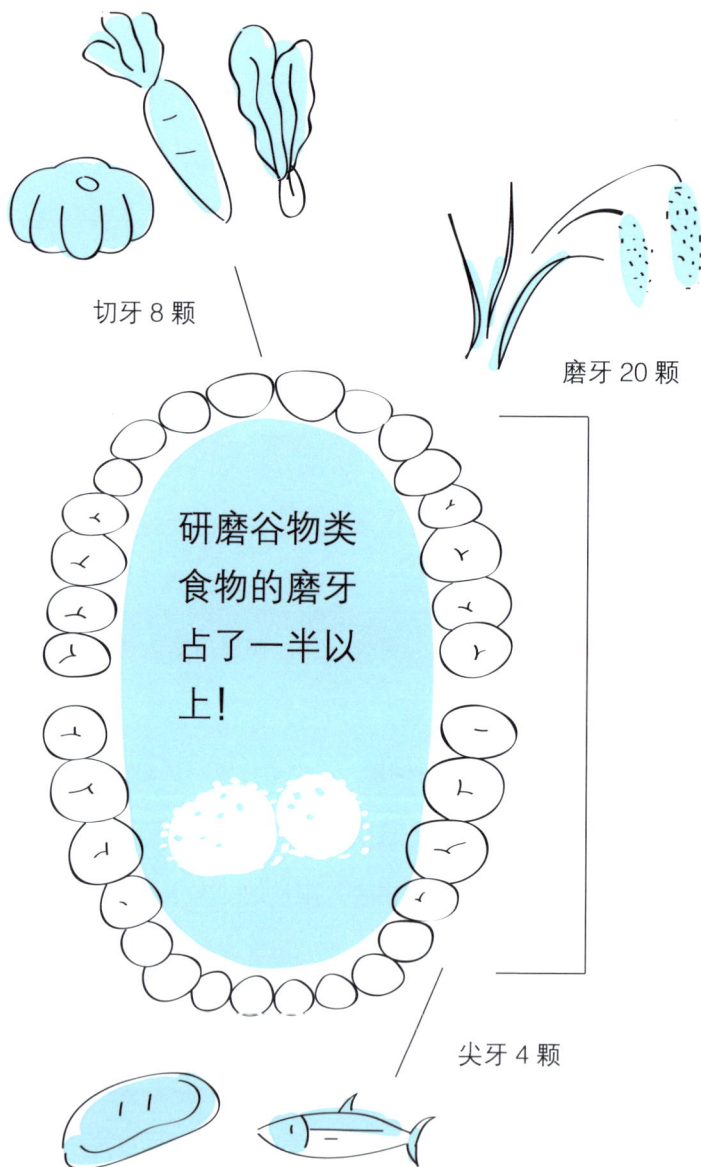

切牙 8 颗

磨牙 20 颗

研磨谷物类食物的磨牙占了一半以上！

尖牙 4 颗

◎ 吃米饭，能让体温保持在 36.5℃的最佳状态

我时常对女性朋友说："米饭是生养孩子的基础！"

我家老头子有一个亲戚，有一次那位亲戚的女儿告诉我："我结婚这么久了，可一直怀不上孩子。"于是，我忠告她："你们以面包、牛奶为主的西餐式饮食，当然不容易让你怀上孩子。想要孩子的话，赶快改掉那种饮食习惯吧。"

为什么面包不利于女性怀孕呢？因为在制作面包的过程中，要加入酵母菌，这样才能让面膨胀起来。而向外膨胀的这股能量属于阴性，会让身体变得寒冷。

那个女孩子听我的忠告，两年后就怀孕了，现在已经临产了。她曾经学习过西方以控制卡路里为中心的营养学，结果，那种饮食习惯让她出现了贫血的症状。接受我的建议之后，通过改吃日本传统米食，体质一点点得到了改善，当体温稳定之后，便怀孕了。当时，她兴高采烈地打来电话向我报告了怀孕的喜讯。

其实，我建议她吃的是米饭、酱汤、煮菜和腌菜，因为这些都是有助于改善血液的食物。反之，应该减少摄取的食物是生蔬菜、茄科蔬菜、水果以及甜食。还有，她以前把食盐的摄入量控制在很低的水平，我劝她没有必要那样做，按自己的口味正常摄取就行了。她非常认真地接受了我的建议，并在生活

中严格遵守，结果不就怀孕了吗？

怀孕的必要条件，就是阳性的血液和阳性的体温。因此，女性朋友必须了解是什么帮我们制造血液、改善血液。要追溯卵子和精子的源头，那就是制造了雄性激素、雌性激素的父母亲的血液，而血液的源头就是食物。

我认为，吃米食制造出来的血液是质量最高的血液。吃米食的话，人的体温能稳定在 36.5℃ 的最佳状态。由大米中的淀粉制造出来的"热血"，会由上而下流到腰间、双股之间，温暖生殖器官，促进其新陈代谢和生长发育。结果之一就是女性的月经也变得顺畅起来。

如今，从外地移居来绫部的女性当中，有 8 个人正处于妊娠期，看着她们挺着大肚子的样子，我无比开心！

移居来这里的人，吃的是自己亲手栽培的绿色有机大米和蔬菜，使用纯天然的调味料，一段时间之后，夫妻双方的身体都强健起来，怀上宝宝只是时间的问题。生命，就是由父母传给孩子，再由孩子传给他们的孩子的接力棒，不断传递下去，人类才有未来。

要想顺利地怀孕、生出健康聪明的宝宝，作为父母，首先要做的就是强健自己的身体。而等宝宝出生之后，为了让他（她）

将来也能顺利地生出健康的孩子，父母不仅要注意自己的饮食，也要精心为孩子准备真正的健康饮食。

现代人为了住更豪华的房子、开更好的汽车，而拼命地工作赚钱。可结果呢？虽然赚到了钱，却让自己的身体受到了损害，让"留下健康子孙"这一人类最基本的任务难以完成。

有些父亲嗜肉如命，母亲每日为生活琐事忙得不可开交，自己和孩子的早餐就以面包、牛奶草草应付了事。长此以往，我们的未来堪忧啊！

而一菜一汤的日式饮食习惯，能够让人的头脑变清醒，判断力提高，身体也轻松起来。每天坚持的话，用不了多久你就能看到好的效果。

身体强健之后，内心也坚强起来

里野真里女士（36 岁生了长子，39 岁生了长女）

我是一个名副其实的"城里人"，在城市里出生，在城市里长大，但是 6 年前，在丈夫的恳求下，我们一家搬到了绫部，过起了自给自足的生活。移居绫部的一个契机是当年我丈夫的身体出了问题。在城市里生活的那些年，我丈夫的健康状况几乎到了崩溃的边缘，可是去医院检查了好几次，也查不出具体原因来。

从那时起，我们开始吃用自然耕种法栽培出来的糙米。结果，仅仅是这一小小的改变，就让我丈夫的身体好转起来，最令我吃惊的就是他精神上的变化。

以前，丈夫喜欢独处、安静，可吃了纯天然有机糙米之后，他开始积极地融入人群中，说的话也充满了爱，让我感觉非常温暖。而且，丈夫对自己的理想又涌起了无限的热情，积极地投入现实工作中去。

仅仅是改吃优质的大米，丈夫的身体和性格就有了如此大的改观，这着实令我吃惊不已。切身感受到大米所具有的神奇能量，丈夫也非常激动，于是，他决定移居到农村，自己种植稻米养活一家人。我接受了丈夫的建议，举家搬到绫部居住。在绫部，我们就住在若杉婆婆家附近，所以，关于营养饮食的知识，我们可以说是近水楼台先得月，从若杉婆婆那里学到了不少。

一开始，若杉婆婆对我们说："从大都市来到这穷乡僻壤，你们可能不太适应，但多吃野菜的话，身体就会变得轻松、强壮起来，不要气馁，一定要坚持下去哟！"于是，我们开始吃野菜。我们家自己种植糯米，我们把艾蒿加在糯米里做成年糕饼，又把豌豆晒成干留着煮来吃。总之，新鲜、有机的食物让我们真正回归了大自然。

另外，因为我的身体属于寒性体质，所以到了冬天我就开始喝烘焙的玄米茶。结果，只喝了一周时间，我的身体就由内而外地温暖起来，痛经基本上消失了。更不可思议的是，以前我身体寒冷的时候，就连心也蜷缩了起来，整天只考虑自己的事情。而当体质改善之后，以前冰冷的手脚都变得暖烘烘了，对待别人也变得无比宽容了。搬到绫部居住了一年半的时间，我和丈夫不管是身体还是内心，都变得强健起来，而就在这个时候，我怀上了我们的第一个孩子。现在，第二个孩子也已经顺利地出生了。虽然照顾两个孩子的生活有些忙乱，但我们也享受着从未有过的快乐。

一菜一汤的饮食，唤醒生命的力量

婆婆小的时候，经历了第二次世界大战的残酷。当时，美军对日本本土进行了轮番的轰炸，食物非常短缺，几乎从来没有吃饱过。街上到处都是无家可归的流浪儿童，生生饿死的也不少见。

有的时候每天的午饭只有梅子干，吃几个梅子干之后还要进行重体力劳动。那时可不像现在，什么都是机械化了，只需按一下按钮一切就可以自动进行了。而那时，全靠人力劳动，而且，必须每天全身心地投入劳动中，才能混上几口吃的。

可是，在那样的环境中反倒流行一句话："穷人家的孩子多。"虽然贫穷，虽然生活条件艰苦，但生孩子却是一件容易的事。可见，以前的那种饮食习惯，反倒让我们充满了传宗接代的力量。

大米饭配豆酱汤【豆酱汤，使用味噌（也叫日式大豆酱）调制的汤。味噌的主要原料有大豆、大米、大麦、食盐等，成品主要为膏状，是一种调味料，也被用作汤底——译者注】，外加煮菜和腌菜。

在我看来，最基本的饮食就是一菜一汤。"一汤"是指采用当季的新鲜食材，用豆酱煮的汤。"一菜"是指采用当季的新鲜蔬菜，进行煮制或焯水后凉拌。每天只是这样吃，就能让人子孙满堂。

日本的室町时代形成了一种名为小笠原流的礼法，这种礼法关于饮食的讲究，是"三口米饭配一口菜"。樱泽先生曾经感慨："我国那些囫囵吞枣地接受西洋文化风俗的学者，以及受这些学者指导的国民，总是把副食当作主食吃。"

要想让身体制造出阳性的血液，就吃大米饭、豆酱汤、煮菜和腌菜。

这可是我的切身体会，在我开办料理教室，教学生们制作营养保健饮食的时候，我发现上述简单的饮食习惯，对怀孕、分娩都有非常积极的影响。

改为一菜一汤的饮食之后，就从原来的高卡路里、高蛋白质、高脂肪的饮食转变为低卡路里、低蛋白质、低脂肪的饮食，摄入的食物能够在身体内完全燃烧掉。因为不会产生多余的废物、毒素，所以，血液可以畅通无阻地流动，这样的体内环境，使疾病很难入侵。

◎ 我的儿童时代

我小的时候，一菜一汤都已经是很奢侈的了，能吃上大米饭配腌菜就很不错了。碗里的大米饭吃完之后，还要用这个碗盛汤喝，以便把碗里沾的大米中的淀粉都吃干净。

等把碗里残留的"精华"都吃干净之后，再咬一口腌萝卜，一顿饭就算完事了。

如此俭朴的一餐，一粒大米都不能浪费。吃饭的时候，要对"汗滴禾下土"的农民心怀敬意，同时，也培养自己珍惜现有一切的心态。

我小的时候，家里非常穷，夏天当听到卖冰棒的吆喝声时，父母总是想办法转移我的注意力，不让我对冰棒产生念头。

当时，我的家属于半务农半打工，母亲种植水稻和小麦，勉强抚养我们长大。有一天，趁母亲洗澡的时候，我偷偷打开她的钱包看了看，结果，里面只有 10 日元。在那个年代，10 日元买不了什么东西。

我想，我们家还真是穷啊！于是，我上小学五年级的时候，就到一个打鱼的亲戚那儿帮忙打捞海带，以便挣点钱贴补家用。

海带在冬季生长，在冬天最冷的时候，我们乘船出海打捞海带，然后晚上在灯光下挑出不成熟的青海带和混杂物。这项工作虽然很辛苦，但至少大米饭管饱，还有工钱拿，干得好的话还能得到夸奖。我把挣到的钱全都交给了母亲，母亲手里拿着钱，感动得掉下了眼泪。渔夫还会把品相不太好或破碎了的海带分给我一些，我就会把海带做成下饭菜吃。

◎ 改变饮食习惯，就可以改变生活状态

在这种家庭条件下长大的我，对奢侈的东西没有什么兴趣。我家老头子是个"吃货"，每餐饭，如果饭桌上不摆几大盘美味佳肴的话，首先在心理上他就不舒服，所以，我们会给他做很多菜。不过，我吃家人剩下的饭菜就已经足够了。

正是托了朴素饮食的福，如今已经过了75岁的我依然非常健康，没有这样那样的疾病，精神状态也很好，所以，我打心眼里感谢俭朴的生活。就连衣服，我也很少买新的，穿破了补一补继续穿，我反倒喜欢旧衣服，穿起来自在。

可是，如今的大多数人一心追求奢侈的生活，饮食、衣服都要买名牌的、最好的、最贵的，可是买回来也不珍惜，不喜欢随手就丢掉了。我认为，只有通过一菜一汤的俭朴饮食，修正人生的轨道，才能感受到脚踏实地的幸福。

在经济不景气、失业率高的时代就更应该提倡俭朴的生活。我们大家都应该让自己转变一下思维模式，做好心理准备，过简单朴素的生活，这不仅仅对身体有好处，对心理也大有裨益。

过度减少盐分摄入，会让子宫无法温暖

人们常说"日本的饮食太咸了"，把盐当作一种对身体有害的物质。但是，如果过度减少盐分摄入量的话，身体和子宫的生命力都会随之降低，本来能治好的病也无法治疗了。而且，减盐之后，像贫血、体寒症、低体温、便秘等女性常见病症也没见改善的趋势。

人的体温，是由米饭、盐等在体内的发热作用而获得的。通过简单饮食和适量吃盐而造就的良好血液可以促进胃肠功能的活动，从而提高免疫力，这样简单的道理如果再想不清楚，可就说不过去了。

以前，当我们看到有人身体不舒服的时候，会问一句："要不要吃一颗盐渍梅干？"其实，言外之意就是"你身体里缺盐吗"。

以前，当我们头疼脑热的时候，用砂锅煮水，里面加一颗梅干，就是最好的疗养饮食，而且非常有效。

据说，日本平安时代曾经疾病蔓延，很多人生病殒命，而能战胜病魔存活下来的人，都是常吃梅干的人。从那以后，梅干被日本人认为具有药用价值而广泛食用。日本的家庭，如果

生了一个男孩儿，就会在家里种一棵梅子树，每一家都会制作盐渍梅干。

梅干所蕴含的力量确实很了不起。不信您可以试一试，当口干舌燥的时候，放一颗梅干含在嘴里，马上，唾液就会源源不断地分泌出来，干渴的喉咙得到滋润。盐的力量将身体内的消化酶一下子激活了。

人体内的酶分为两种，即消化酶和代谢酶。消化酶存在于唾液、消化液中，帮助我们消化食物，使身体获得必要的营养。

而代谢酶的作用是制造细胞，提高身体的免疫力。可以说，只要人活着，所有方面都不可缺少代谢酶。

◎ 强烈建议女性朋友吃豆酱汤

日本人从很早以前就开始吃豆酱和豆酱汤。豆酱汤甚至被称为"饮食点滴"（这里所说的点滴，指输液、静脉注射——译者注），是非常优秀的营养食品。大豆、米曲和天然盐（粗盐——译者注）是制作豆酱的基本原料。大豆发酵后分解成氨基酸，是最佳的营养成分，有"食药"之称。喝了豆酱汤之后，肠道中的乳酸菌和益生菌会大量增殖，将坏细菌全部打败，从而不会出现便秘的症状。

子宫冰冷的现代女性，如果相信我的话，请多多喝豆酱汤。

以大米饭为主食，多喝豆酱汤，然后再根据当时的季节，选择时令蔬菜作为配菜，一天的营养就足够了。

盐分在我们身体中起着非常重要的作用，可是，市场上却充斥着减盐酱油、减盐豆酱、减盐梅干等各种减盐食品。"专家"们把盐视为洪水猛兽，认为吃盐对身体有害，这种奇怪的理论令我十分费解。

"专家"们主张减盐的理由是，吃肉较多的人如果不在意盐的摄入量，一旦超量摄入的话就会造成血压升高的不良后果。其实，这个道理很正确，不过，从另一个角度说，如果坚持一菜一汤的饮食习惯，不摄入太多肉食的话，就没有必要减少盐分的摄入量。

至于吃多少盐才合适，我们的舌头就是最好的测量工具。你可能也有体会，有的时候就想吃点清淡的，而有的时候又想吃点有咸味的。因为人每天的身体状况不同，所以对盐的需求量也不同。我们可以根据自己舌头的需求，按照每天的身体状况适当调节盐的摄入量，可以说，这就是控盐的终极之道。

早晨起床时，如果感觉"今天的精神不太好"，这一天可能就要有意识地多吃点咸的食物了。

关于吃盐量的问题，仅凭所谓的知识或道理做判断的话是绝对不行的。最近的人，似乎太过教条了，而把自身的感觉都抛到九霄云外了。每个人的状况可谓千差万别，人的身体，只有自己最了解，一种知识不能套用到所有人身上，必须因人而异。

回顾历史，对于日本人的身体来说有三种最为重要的东西，那就是"盐、米、水"。我们的祖先，每天早晨起来都会给佛祖或神供奉盐、米、水。

供桌的两旁点着蜡烛，中间则摆放着供奉给神或佛的盐、米、水，我们的祖先会在供桌前双手合十，深深地鞠躬行礼，同时口诵祝词。这样的仪式每天都要进行，而且几百年间都没有中断过，因为对神或佛的信仰已经融入了日本人的生活中。

米是身体之源，水是血液之源，盐是生命之源。米中加入水，木头点上火，便可以煮饭，再配上盐，就成了一顿饭。这样就可以保证香火不断、子孙兴旺。而且，祖先的这些教诲也告诉我们，一旦遇到乱世，人也能以最低的需求生存下来。

这样的教诲，其中浓缩了日本人的基本生存方式。在日本的历史上经历了很多次大饥荒，在祖先智慧的指导下，日本人都挺了过来，一直生存到今天。

"三年陈酿"的豆酱和梅干是常备之物

为什么说祖先传下来的一菜一汤的饮食习惯有益健康？因为自己吃的食物全都是自己栽培、养殖、制作的，这种自给自足的精神对身体的健康就有极大的好处。

以前的农业时代，全家人都要到地里干活，种植粮食、蔬菜。可是如今随着城镇化的快速发展，大部分人都从农业生产中"解放"了出来，来到大城市里当了公务员、医生、律师……而城市中的生活，所有食材都是买来的。

至于购买的食材是在哪里怎样生产出来的，大家就一无所知了。如果大多数人都过这种生活，一旦遇到大地震或其他自然灾害的话，恐怕城市里会有很多人饿死。

以前的人嘴边总挂着一些谚语，比如：

"没有三年储备的家族，迟早要灭亡。"

"天灾会在你忘记它的时候来临。"

"家中有存粮，心中无忧愁。"

"未雨绸缪，居安思危。"

"今天看别人受灾，也许明天自己就会有难。"

所谓"三年的储备",除了大米等主食之外,就是指豆酱、梅干、腌菜等可以长时间保存的发酵食品。

储存了三年的食物,在时间的作用下慢慢发酵、成熟,经历严寒、酷暑的洗礼,味道已经深入其中。吃了这样的食物,可以抑制肠道内异常发酵菌和坏细菌的增殖,还能促进胃肠的活动。

"三年陈酿"的食物,不仅味道更加醇厚,对身体的效果也明显优于短时间内制成的食物。当发生自然灾害或粮食供给不足的时候,如果家中备有陈年的豆酱、梅干,人就不用忍受饥饿之苦。

从历史文献中我们可以看到,子孙满堂的德川家康就爱吃豆酱。

德川家康的老家在名古屋的冈崎,冈崎当地人制作豆酱是不用米曲,放盐量也比普通豆酱多很多,然后还要在豆子上面压很多石头。

据说冈崎人制作豆酱时,一升大豆要加三合(升、合都是日本古代计量单位,1升=10合——译者注)以上的盐,非常咸。所以,不放上三年时间让盐分散失掉一些的话,基本上是没法吃的。

为什么豆酱对身体有好处？因为豆酱是阳性的调味料，有着"食药"的功效。

所以，爱吃豆酱的德川家康才会头脑灵活、体力强悍、精力旺盛，生育了 16 个孩子。而时下的很多男性朋友，不仅精子数量大幅减少，甚至还出现精子畸形的状况。我奉劝男性朋友们戒掉面包之类的西洋食物，改回以米食为中心的日式饮食，多吃豆酱和使用豆酱调味的料理。

但是，豆酱中的白豆酱我并不推荐。因为制作白豆酱时，

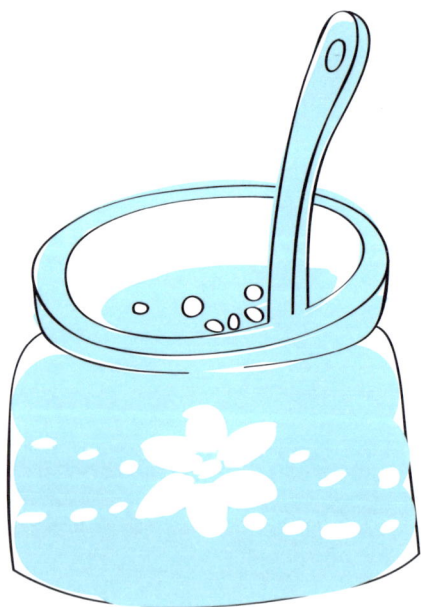

米曲是大豆的两倍，制成之后是阴性极强的食物。吃多了会使身体变寒，成为阴性体质，也是造成夫妻生活不顺利的一个原因。

◎ 梅干可以解三毒

梅干和豆酱一样，腌制时间越久对身体越好。梅干可以解三种毒。

第一毒——"食之毒"。吃了不健康的食物之后，吃一颗梅干，便可起到清肠解毒的效果。

第二毒——"血之毒"。摄入太多的肉类、砂糖，会污染我们的血液，这种情况下吃梅干的话，可以帮助我们的身体净化血液。

第三毒——"水之毒"。梅干是缓解水土不服的万能良药。长期生活的地方，我们已经习惯了当地的水土，可是，一旦外出旅行，因为水土有变，所以常会出现腹泻等水土不服的症状。而此时吃一颗梅干，保证药到病除。所以，梅干是古时候旅人的必备之物。

不管豆酱还是梅干，制作方法都不复杂，所以我建议朋友们尽量自己在家制作，可以选择上等品质的大豆、梅子和盐。

不过，经常有朋友来向我抱怨："若杉婆婆啊，怎么我做的豆酱都腐烂了啊？"其实，那是因为盐的用量不够。

制作豆酱、梅干等食品时，如果放的盐不够，那么一到夏天，不管大豆还是梅子，都会腐烂，如果置之不理的话，甚至会生出蛆来。其实，我们的身体也是同样的道理。过度减少盐分摄入量的话，体内就会滋生各种细菌、病毒。可以说，到那时我们的身体就变成了细菌、病毒的培养皿。

通过一菜一汤的朴素饮食，让血液得到净化，机体各种功能恢复正常，各种病菌就难以在体内滋生。但是，如果此时减盐的话，细菌、病毒又会卷土重来，让各种疾病纠缠我们的身体。所以，自己身体上的问题，只有自己最清楚其中的缘由。

◎ 日本腌菜的作用就相当于酸奶

盐是防止食物和身体发生"腐败"的必要物质，了解了这一点，相信你在制作发酵食品、腌菜的时候，就不会再减盐了吧。

我在制作腌白菜之前，首先要把白菜晒两天。让白菜充分吸收太阳的光和热，其间还要给白菜翻身，让白菜的所有角落都晒到，不留死角。等白菜中的水分蒸发得差不多了，就将白菜放入缸中，加入适量的盐、辣椒面，再将海带、柚子切好一并放入缸中。白菜上面还要压上重重的石头。接下来，就等它慢慢地发酵了。

经过长时间充分发酵制成的腌菜，堪称味道绝伦。吃了我做的腌菜，再吃市场上卖的腌菜，你肯定会觉得后者难以下咽。腌菜就是日本的酸奶，它可以帮我们清理肠道内的环境，提高人体的免疫力。

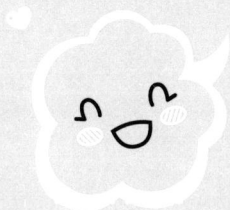

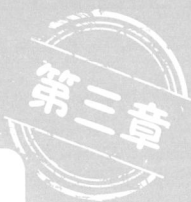

第三章

了解食物的阴阳属性

用身体和生活感受阴阳

自古以来，东方哲学就认为"世间一切皆含'阴阳'"。正如同"天（阴性）地（阳性）合而万物生，男（阳性）女（阴性）交而子孙生"说的那样，世间所有的一切都与阴阳有关。

以季节来说，秋季和冬季属阴，春季和夏季属阳。

一天之中夜晚属阴，白昼属阳。

睡眠属阴，清醒属阳。

阴、雨、雪的日子属阴，晴朗的日子属阳。

月亮属阴，太阳属阳。

死属阴，生属阳。

老人属阴，孩子属阳。

人的性格也可以分成阴性与阳性。积极向上、乐观开朗的人属于阳性；而遇事总会深入思考的人则属于阴性。两人吵架之后，阳性的人可能第二天就将这事忘得无影无踪了，而阴性的人则可能记仇。

阴性，是一种向外扩张的，类似十离心力的能量（松弛、扩大、膨胀、阴暗、寒冷、静止等）。阳性是一种向中心聚集的，类似于向心力的能量（收紧、变小、萎缩、明亮、炎热、温暖、好动等）。

阴阳并没有好坏之分，也许有人感觉"阳性的东西都是好的，阴性的东西都是坏的"，其实这是一种误解。重要的是保持阴阳平衡，不偏向任何一方，如果能实现"中庸"的状态，人体就是最健康的状态。

痛经严重、贫血、体寒症、不孕症，大多是由于子宫寒冷造成的。

我可以断言，有这些症状的女性朋友，肯定经常吃含糖量高的点心、水果、生蔬菜、茄科蔬菜，常喝牛奶、酸奶等乳制品，也常吃面包、冰淇淋、爱喝咖啡、酒精类饮品。建议女性朋友最好注意一下自己的饮食，尤其是想生孩子的女性，最好远离上述食物。

◎ 现在女性的身体异常松弛

有报道称，现在三十多岁的女性中，每4人中就有一人有小便失禁的经历。可见，现代女性的身体有多么的松弛。

我们的身体状况每天都会因摄取的食物而发生改变，那么，"今天我的身体是阴性还是阳性呢？"我有一个方法可以简单判断出当日身体的属性。

早上醒来的时候，将手掌摊开，先将大拇指折向掌心，再用其他手指盖于大拇指之上，握成拳头。这时，如果感觉握拳有力，就说明身体是阳性。反之，如果无力将拳头握紧，则代表身体是阴性。当身体呈现阴性的时候，当天要注意适当多摄取一些谷物和盐分，尽量不要吃甜食和水果。这样，身体就能转为阳性。

也就是说，通过改善饮食，阴性体质也能变成阳性体质。

提倡营养饮食的石冢左玄先生对阴阳性食物的分类有自己的一套见解。他认为，蔬菜等含钾多的食物属于阴性；而大米、盐、酱油等含钠多的食物属于阳性。他的这套理论虽然有道理，但也有不足的地方。比如，从广义上讲，蔬菜大多属于阴性食物，但其中也有像卷心菜和白菜这种属于阳性的。总之，关于蔬菜的阴阳性，需要进行详细分类才能判断出来。那可是个深奥的世界，需要学习很多相关专业知识。

不管怎么说，我们的基本思想就是：偏阴性体质的人要适当多吃阳性的食物，而偏阳性体质的人要适当多吃阴性食物，阴阳平衡、实现中庸，人就拥有了一副疾病打不垮的身体。

这里，我提醒朋友们要格外注意的是极阴性的砂糖和极阳性的肉。

因为吃了极阳性的肉之后，身体就会自动要求摄入极阴性的甜食。而两者之间的相互依赖作用非常强，吃了肉又吃甜食之后，身体就陷入阴与阳的拉锯战之中，于是就会患上阳性和阴性两方面的疾病，调养起来也会相当麻烦。所以，要想保持健康，必须管住嘴！

◎ 不用把阴阳理论想象得太难，也不用过度在意它

我还想跟大家谈谈"碱性食物"与"酸性食物"的话题。碱性食物一般指含钾较多的蔬菜、大豆、水果、海藻等。酸性食物主要指肉类、蛋类、谷物类等食物。

就在不久之前，有一种保健理论认为碱性食物对身体有好处，而酸性食物是疾病的元凶。但是，严格地讲，我认为这种说法是不正确的。这种说法的根据是酸性食物会让血液变黏稠，所以碱性食物对健康更有利。但是，碱性食物中也有一些不利于血液的食物，比如极阴性的醋，还有酸味很强的柠檬、猕猴桃、菠萝等，都具有一定的溶血作用。

而酸性食物中也有像糙米、稗子、小米那样的阳性食物，可以中和体内的阴性物质。由此可见，酸碱理论还不如石冢左玄先生的钾钠理论来得合理。

不过，我们不用把阴阳理论想象得太复杂、太难，也不用过度在意它，只要知道我们的生活以及食物中存在阴阳对立的性质就足够了。了解到这一点后，既可以开阔我们看世界的视

野，又会为生活增添更多的乐趣。举例来说，月亮和太阳相比，它属于阴性，但是，月亮本身也存在阴阳之分。满月就属于阴性的。在满月期间种植的植物，会长得比较好，能结出丰硕的果实。

另外，在满月期间，如果不是紧急情况的话，建议最好不要做手术。因为满月期间属于阴性，阴性具有离心力和扩散性，手术中不容易止血。了解了这些，是不是让我们的生活更加便利了？

还有，新月的时候，我穿着木屐围着自家房子走上一圈，木屐上根本不会沾上露水。可是，满月的时候同样走一圈，木屐上就会满是露水。像这样，在日常生活中感受大自然的阴与阳，是一件非常有趣的事情。

不管是人类，还是动植物，在成长、生活的过程中都会受到"月之气"的影响。

古时候的人，非常重视大自然给人类的指示，会顺从大自然去生活。虽然那时候他们不会用"阴阳"的说法来表达，但已经在生活中充分实践了这种思想。

糙米饭不要用高压锅煮

有的人吃糙米饭获得了健康的身体，但有的人因为吃糙米饭而麻烦不断、烦恼不已。

在我现在生活的绫部地区，有些八九十岁的老人从来没吃过糙米，一直吃白米，但也照样身体硬朗、精神矍铄。现在这般高龄，依然下地干活，食物都是自给自足。他们就是我最好的老师。

糙米富含膳食纤维、维生素和矿物质等营养物质。樱泽先生曾经给我推荐了一种"糙米食疗法"，即10天时间只吃糙米，相当于半绝食的状态。据说这种方法可以促进体内排毒，治疗一些疾病。

在实践饮食养生长寿法的人中，有些人对白米不屑一顾。可是现实中，一些严格坚持只吃糙米的人，也会患上各种疾病，上了年纪也需要专人照顾，我就认识不少这样的人。所以，每个人的体质都有各自的特点，很难用某一种模式来让所有人都健康。

曾经有一对夫妇，一脸困惑地来向我请教："若杉婆婆，我们一直坚持吃糙米，可为什么身体状况还是不好呢？"于是我问他们："你们用什么锅煮糙米饭？"结果他们的回答是高压锅。

用高压锅煮饭，在高温高压下，米中的营养几乎丧失殆尽，煮出来的饭不仅不好吃、没营养，而且还不容易消化。胃肠尚未发育完全的儿童吃了高压锅煮的糙米饭后，大便中还会出现糙米的壳。可见，这种饭是不容易消化的。

另一方面，如果用砂锅加水慢慢地煮糙米饭，不但没有高温高压的"摧残"，远红外线的能量还会贯穿每一粒米，糙米中不容易消化的 β 淀粉就被转化成了易于消化的 α 淀粉。

砂锅煮的米饭不仅美味可口、营养丰富，而且易于消化吸收，能够在人体内完全燃烧。从幼儿的大便中就可以找到证据，吃了砂锅煮饭的孩子的大便，看不到任何米壳。

另外，亲自品尝了高压锅煮饭和砂锅煮饭的人，大多以后都不愿意吃高压锅煮的饭了。因为我们的身体知道自己到底更需要什么，这就是所谓的本能。

◎ 不必勉强吃糙米饭

虽说糙米饭对身体有好处，但也不能不分青红皂白就勉强全体家人都吃糙米饭。

拿孩子来说，孩子大多是阳性体质，体温本来就高，如果再让他们吃用高压锅煮的糙米饭，那他们的体温就会更高。结果，他们就会想吃甜食、水果等能让身体凉下来的阴性食物。否则，身体的阳气得不到中和的话，孩子就会变得烦躁不安，甚至脾气暴躁。

不过，近年来，由于阴性食物摄入太多，现实中越来越多的孩子都呈现出阴性体质。所以，倒是有不少孩子喜欢吃糙米饭。

在日本，孩子被认为是"风之子"。以前的孩子，阳气很强、活力旺盛，大冬天的光着脚到处跑也没什么不适。那时候的孩子，都非常不喜欢吃糙米。

那个时候，吃饭时如果妈妈做的是胡萝卜、牛蒡、荞麦面等阳性食物的话，孩子们都本能地加以抗拒。因为阳性遇到阳性，只能相互排斥。强制性地将两者结合起来，绝对不会有好结果。

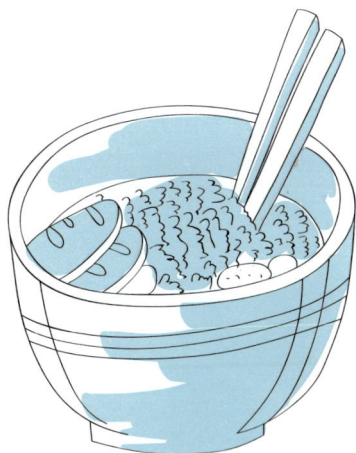

另一方面，阴性体质的孩子倒是应该吃一些糙米饭、荞麦面、根菜类食物，可以中和体内的阴气，达到阴阳平衡。

你可以留心观察，当孩子不小心摔倒，哇哇大哭的孩子就是阳性体质；而嘤嘤啜泣的孩子则是阴性体质。

另外，大哭过后马上就停的孩子，也是阳性体质；而断断续续哭个不停的孩子，多属于阴性体质。

喜欢到外面疯玩的孩子，是阳性体质；愿意宅在家里独自玩的孩子，是阴性体质。

像我家老头子那样爱吃肉食的男性，对糙米饭也是相当抵触的。

我遇到过不少家庭吃白米饭的时候和和美美，可是自从妻子用高压锅煮糙米饭给家人吃之后，夫妻之间就经常闹别扭。所以，糙米饭虽有好处，但还是不要勉强的好。

而砂锅煮饭，则比高压锅好得多，家人也容易接受，所以建议大家多用砂锅。

茄科蔬菜和水果让女性身体变冷

如今，有很多年轻人搬到绫部来定居，其中还产生了好几对情侣呢。有一位名叫水田坂江的女士（请参见P71的"插曲2"），她结婚之后很久没能怀上孩子，于是来找我请教。结果，我一摸她的身体，发现她的身体异常冰冷。

于是我对她说："你的饮食习惯不太好，所以身体的寒气很重。一直怀不上孩子，是因为吃了难以怀孕的食物。你应该先戒掉甜食、水果、生蔬菜和茄科蔬菜，把贫血调养好是首要任务。"

谚语是先人留给我们的智慧。"秋茄不给新媳妇吃"，这句谚语告诉我们，秋天的茄子阴性比较强，女性食用后会造成体寒，尤其是孕妇，更不能吃秋茄，否则有可能造成流产的恶果。由此可见，了解食物的阴阳性是多么的重要。

茄科蔬菜不耐连作，即不能连年种植，如果第二年还在同一块土地上种植相同的茄科蔬菜，则根本长不好。因为茄科植物含有阴性的毒素（生物碱），会给土地造成危害，所以，农民一般都不连种茄科蔬菜。

常见的茄科蔬菜主要有马铃薯、茄子、花生、青椒、西红柿、红辣椒等。

水田女士反省说："哎呀，我几乎每天都吃这类蔬菜，看来不能再吃了。"通过改变饮食，水田女士的身体状况得到了很大的改善。也正因为如此，她才有了一个可爱的女儿，现在他们一家人过着幸福的田园生活。

◎ 水果让身体变成阴性

櫻泽如一先生曾经警告说："有些水果是阴性极强的食物。"

一杯水再加一个水果，进入人体后会发挥很强的脱盐作用，让血液变成阴性，从而导致贫血、体寒、低体温等症状。经常大量吃水果的女性，你摸摸她的手就知道，一定非常冰冷。

女性子宫如果像电冰箱一样冰冷，那别说怀孕，还会让女性变得性冷淡，当年老之后，就只有过着无子无孙的孤独生活。这都是水果的坏作用，所以，女性必须得抵制水果的诱惑。

特别是亚热带产的水果，还有经过人工栽培变得巨大化的水果，无籽、糖度高、酸味少的水果，都是最不健康的。

按照自己的步调改变饮食，结婚第七年终于怀孕

水田坂江女士（43 岁生了长女）

因为想要实现"自己的食物自己做"的梦想，结婚第二年，我就和丈夫搬到了绫部来住。结婚之前，我曾经到若杉婆婆开办的料理教室上过课，可能是因为那时结下的缘分，搬到绫部之后，我们也恰好住在距离若杉婆婆不远的村落。

结婚之后，我很想马上生个宝宝，可是过了两三年时间，还不见任何怀孕的征兆。当时我想，除了借助现代医疗技术，难道我不能自然怀孕了吗？于是我来找若杉婆婆请教这方面的知识。

若杉婆婆告诉我："当务之急是提升体温。"我按照若杉婆婆的建议，减少了肉类、鱼类、蛋类、牛奶、大豆制品以及茄科蔬菜的摄入量。可是，要一下子改变长久以来的饮食习惯，并不是一件容易的事，我们只能在自己力所能及的范围内一点点地改变。

若杉婆婆教会我很多知识，比如分辨野菜的方法、烹调野菜的方法等，于是，野菜就成了我家餐桌上的"常客"。从那

时开始，我家的日常饮食生活就改为以米饭为主食，配以自己栽培的蔬菜和腌菜等。我老公开心地说，既不用花钱，还能让身体健康，真是一举两得的好事。

我们还会买来烘焙玄米茶、梅酱粗茶（加入梅干、酱油、生姜的粗茶）和烤梅干来吃，而且已经形成了习惯。我们还会将艾蒿晒干后煮水泡澡，来温暖身体。这都是从若杉婆婆那儿学来的知识。

我们每天的工作就是干农活，面朝黄土背朝天，汗流浃背地度过每一天的时光。托了这种生活的福，在结婚第七年，我终于怀孕了。就在我即将绝望的时候，上天给我送来了这个宝宝，幸福真是来得太突然了，我不禁喜极而泣。现在回想起来，要是我能戒掉面包和糕点的话，可能会再早一点儿怀孕。孩子出生之后，在哺乳期也托了野菜饮食的福，我的奶水又多又好，就连助产医院的医生都夸我的乳汁好。

当初为了怀孕，我还接受了针灸疗法，所以，怀孕的最大功劳到底应该给谁，我也不太清楚。但是，按照自己的步调改变饮食习惯，绝对是给身体带来了好的影响。现在我已经46岁了，但还想再生一个孩子。

让身体变冷的大豆制品，吃的方法有讲究

"大豆制品，比如豆腐、纳豆、豆奶等都含有丰富的大豆异黄酮（isoflavone），大豆异黄酮对身体非常好，所以建议大家多吃大豆制品。大豆异黄酮的作用与雌性激素相似……"近来，经常听到类似的保健理论。

但是，对此我表示反对。

确实，大豆有"田中之肉"的美誉，是一种营养价值颇丰的食物。但是，从阴阳的角度考虑，大豆是一种极阴性食物，会让身体的寒气加重。如果因为过度摄入大豆制品，而使身体变成寒性体质的话，改善起来是非常困难的。不少身患乳腺癌、子宫癌的患者曾亲口告诉我，只要一吃大豆制品，身体就会出现不良反应。

以前，一位患有子宫癌的朋友曾对我说："若杉婆婆您曾告诫我'不要吃大豆制品'，我听您的话忍了好几个月。可是，有一次实在嘴馋，吃了半块油炸豆腐。"

我连忙问："结果怎么样？"

她后悔不已地说："两个小时后，一股剧痛袭来，就像以前一样。我心里清楚，肯定是油炸豆腐惹的祸。"

大豆是阴性极强的食物。有位乳腺癌患者只吃了半块豆腐，就感到后背疼痛难忍。

以前，家里有孩子发烧的话，可以给孩子吃豆腐退烧，我想这个偏方很多人都知道吧。豆腐确实有退烧的功效，而且立竿见影，由此也可看出，大豆制品的阴性有多么强烈。

◎ 阴阳食物，搭配着吃

如今，豆奶被认为是一种非常好的保健饮品，但是，我认为豆奶喝多的人，身体的寒气应该是相当重的。

原本体温就低的人，还控制盐分摄入量，再吃很多豆制品，还连续吃，那么身体就会更加寒冷，甚至出现冷到麻木的现象。如果是女性的话，那子宫就会像电冰箱那般冰冷。

盛夏，凉拌豆腐是消暑降温的佳品。可是您别忘了，凉拌豆腐中加了葱、姜等调味料，还有酱油，这些调味料都对豆腐的寒性起到了中和作用。而在严寒的冬日，喝一碗热腾腾的豆腐汤再舒服不过了。虽然当时感到了温暖，可豆腐进入体内后，就会发挥它的寒性作用了，所以千万不能多吃，而且还要加入阳性的调味料。

另外，近年来，作为健康食物的代表而被大力鼓吹的纳豆，其实也没有那么神奇的功效。为什么这么说？因为如今的纳豆都是工业化大批量生产的，不但添加了很多人工添加剂，而且还是在短时间催熟的。很难想象这样的食物会对身体有好处。

传统的纳豆制作方法，是用稻草包裹蒸熟的黄豆，不会人工添加纳豆菌，而是借助稻草中栖息的天然纳豆菌，经过足够长的时间让黄豆发酵，这样制作的纳豆才是安全的、健康的。如今，使用传统方法制作纳豆的人越来越少，市面上已经很难买到了，所以，为了自己和家人的健康，建议大家自己挑战制作纳豆。

以前的人在煮豆的时候，必定要加入牛蒡、胡萝卜、藕、海带等阳性食材，然后还要长时间耐心炖煮。这样一来，阴性食材和阳性食材搭配起来，阴阳就得到了中和。

我们了解了大豆的可怕之处，但也要知道它的营养价值，所以，要想吃大豆的话，最好吃由大豆发酵制成的豆酱、酱油等。

光用嘴讲道理可能留给大家的印象不够深刻，有兴趣的朋友可以亲身体验一下，看哪一种食物让身体温暖，哪一种食物让身体寒冷。然后根据阴阳调和的原则，合理地搭配各种食物，这样才能获得健康的身体、旺盛的精力。这都是先人留给我们的生活智慧。

选择"有生命的蔬菜"吃

这30年来，我基本上没有吃过肉类、蛋类、牛奶以及乳制品，只是偶尔吃一点儿当季的新鲜鱼类。其他，基本上全是自己栽种的蔬菜和采摘的野菜。

这样的饮食习惯，让如今已经年过古稀的我基本上不知道生病的滋味。每天到田里干活，充分地活动身体，我非常享受山村里的生活。

有的时候，因为要到各地开演讲会，我就会坐着飞机在国内到处飞，这样的旅行其实很紧张，但我就当在平淡的生活中转变一下心情。开演讲会的日子虽然四处奔波，但我并不会感到疲倦，每天早睡早起，从没有过遗尿的现象，也不知便秘的感受。总之，我的日子过得轻松快乐、幸福美满。

我认为，这都是"有生命的蔬菜"给我带来的幸福。

◎ F1 品种与原有品种

如今，超市和菜市场中销售的蔬菜、水果，大多都是"F1品种"。所谓"F1品种"，就是使用生物技术制造出来的杂交品种。

人类凭借自己的技术，随意改变物种的基因组合，真是罪孽深重啊！这样改良出来的品种，生命力只有一代，根本没法繁育后代，真是恐怖至极！

以前种植蔬菜，在蔬菜成熟后农家会保留种子，第二年用这些种子继续种植，完成生命的接力。

纯天然品种的蔬菜种子，具有繁衍后代的能力。这样的蔬菜不仅营养价值高，而且味道鲜美浓郁，最关键的是它们富有生命力，对我们人类的身体也有很多好处。

以前，我曾经到豆腐店要了一些大豆种子，春天的时候，把它们种在地里。一开始的时候，大豆长势喜人，我高兴不已，认为这大豆种子还真不错。可没想到，最后结出来的豆荚都是瘪的，没有收获到一粒正常的大豆。

现在从事农业生产的农户，栽培的基本上都是F1品种，所有的有机栽培、无农药种植，都是不可信的。

大家印象中的萝卜是不是叶子都是立起来的，而且有一部分萝卜是露在土外的？

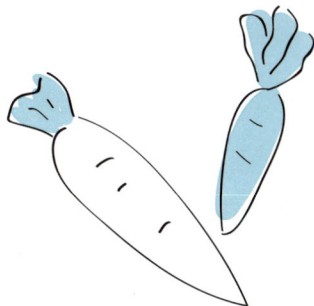

但实际上，以前种植的纯天然品种萝卜，叶子都是贴在地面上的，而萝卜本身（根部）是完全埋入土里的。当萝卜成熟，把它们从地里拔出来的时候要费相当大的力气。由此可见，天然品种的萝卜生命力是多么顽强。而自古以来，萝卜就是日本人最常食用的蔬菜之一，所以才造就了日本人坚韧不拔的韧性。可是现在，日本人的这种优良品质恐怕要渐渐丧失了，因为如今的萝卜已经不是以前的萝卜。

我有一个朋友，她是一个从事农业生产的年轻人。一次，她高兴地对我说："若杉婆婆，经过努力，我已经培育出了纯天然品种的萝卜。"如今，越来越多的年轻人从大都市搬到我们山村来，立志靠自己的劳动栽培真正的健康蔬菜，这让我感到万分欣喜！

◎ 便宜但恶劣的大批量人工制品

还有一个，现代化农业生产中所使用的"EM菌"也是人类健康的威胁。所谓"EM菌"，即有效微生物群（Effective Microorganisms）。使用"EM菌"栽培出来的蔬菜、水果，不仅不生病虫害，而且生长迅速，结的果实还很大。植物生长过快，就会使其阴性增强，做个简单的实验就能证实这一点。

将韭菜、洋葱、卷心菜或大葱等蔬菜分别装入塑料袋中，然后将它们放入蔬菜培养室，大约 10 天之后，这些蔬菜全都腐烂了，还渗出好多水分。这便是蔬菜本身阴性太强的证据。祛除病虫害要用农药、杀虫剂，大家都知道农药、杀虫剂的危害，以为使用"EM 菌"培植的蔬菜、水果不用农药、杀虫剂也能抵御病虫害，这样便不用担心农药、杀虫剂的残留问题了。可是，我觉得"EM 菌"也不是什么好东西，对身体健康同样没有好处。

其实，日本还有一小部分农户在坚持用传统的自然农耕法栽培原有品种的蔬菜、水果。有需要的朋友，可以去找这些农户采购食材。

贫血、低体温、寒性体质的人最好少吃蘑菇

食用菌富含膳食纤维，而且所含热量也很低，因此，香菇、草菇、口蘑、松茸等都是备受女性欢迎的食物。

但是，现在在阴暗、潮湿的室内由人工培养出来的食用菌，阴性非常强。所以，在我的食谱中，就没有人工栽培的蘑菇。

如今栽培食用菌会在碎木屑中注入营养剂、激素等制成菌床，而在食用菌的生长过程中，为了防止滋生其他细菌，还要使用农药。大家已经知道农药的危害。

所以，如果一定要吃蘑菇的话，最好选择使用天然木头栽培或野生的蘑菇。

现在不少年轻的女孩子以"我要减肥"为由，每天把蘑菇当主要食物，阴性如此之强的蘑菇会对她们的身体造成很大的伤害。她们的体温通常都很低。

我建议大家尽量少吃人工栽培的蘑菇。我也会吃一点儿蘑菇，但只吃纯天然的野生蘑菇，而且要在太阳下晒干，用来煮汤。

食用正确的食物，可以治疗所有疾病

我结婚之后，在抚养孩子的同时，还从事了不少志愿活动。比如，为独居老人送盒饭，到医院帮忙换洗床单，为减少河流污染的手工制造肥皂活动等。

一次，一个参加志愿活动的伙伴问我："这本书你看不看？"然后递给我一本樱泽如一先生所著的《新营养饮食疗法》。

樱泽如一先生，算是日本饮食疗法的创始人，并为推广他的饮食疗法而奔走于世界各地，他的理论和方法受到了不少欧美人的认可。他的了不起之处就在于把日本的饮食疗法带到了全世界。

樱泽如一先生于昭和 26 年（1951 年）出生于京都，早年母亲去世，弟弟夭折，他自己也和母亲一样患有肺结核，甚至曾一度徘徊于生死边缘。

就在这样的状况下，樱泽如一先生有幸见识到了陆军军医石冢左玄先生提倡的"饮食疗法"，他了解了食物的阴阳性质。经过一段时间的饮食调养，樱泽如一先生竟然战胜了病魔，完全康复了。

从那以后，樱泽如一先生便认识到"食用正确的食物，可以治疗所有疾病"，并想把如此好的饮食疗法推广到全世界，于是，便不辞辛劳地奔走于世界各地。他在法国、意大利、美国等国家举行的演讲会经常爆满，在当地引起了极大的反响。

我对饮食疗法产生兴趣，也是樱泽如一先生把我带进门的。当时，他在全国各地指导很多学生，我有幸成为其中的一员，感到万分荣幸。后来，我在毫无经验的情况下，开设了一家自然饮食的店。

◎ 获得野菜的生命力

我的店，名字叫作"思考生命与生活的店·若杉"，主要开设谷物蔬菜的料理教室，还有健康饮食的学习会。开这家店时，我并没有抱着必定成功的信心，但没想到它却为我提供了一个结识各种朋友的平台。并且，随着大家的口口相传，我的野菜料理竟然广受欢迎。

来我店里光顾的客人，不只有身体健康的人，也有身患子宫癌、乳腺癌、子宫肌瘤、不孕症、痛经等各种疾病的朋友。大家吃了谷物、蔬菜、野菜料理之后，身体出现了一些变化，病症也有了显著缓解，于是，我的店又成了大家交流保健知识和经验的场所。

有些朋友因为改善了饮食习惯，出现了上半身、下半身的排毒现象；然后再经过调整饮食和适当护理，加速毒素排出，身体轻松了，人也变漂亮了……大家你一言我一语地交流着自己的保健经验，彼此之间还建立起深厚的友谊。从某种意义上说，我的店成了一个信息交流的场所。

我的店里每周会举办两次野菜料理教室学习会，分别是周一和周六。算下来，一个月我要给 120 名学生上课，还真是够辛苦的，但也很有成就感。

◎ 以自给自足的生活为目标，我们搬到了绫部

在开设料理教室和学习会的过程中，我想过自给自足生活的愿望越来越强烈。于是把"思考生命与生活的店·若杉"关闭了，然后和女儿、孙辈们四处旅行，到乡村寻找适合定居的民居。经过一年时间的寻找，我们最终选定了绫部。

如今，人们的生活已经非常富足，各种食物应有尽有，人们整天享受美食、饱食的生活，但疾病也越来越多了。面对忙乱的都市生活，我们也有条不紊地做着各项准备，以迎接向往已久的田园生活。

搬到绫部后，我们便在田埂中开始了樱泽如一先生提倡的养生饮食生活和"土里刨食"的生活。但是，我们没有任何现代化的农机器具，在田里的劳作全靠锄头、铁锹，一天下来，身

体总是累得筋疲力尽。

虽然一开始，我们对梦想中的田园生活并不适应，而且连续的体力劳动让我们非常疲惫，但是，这里的空气、水、大米和蔬菜都很新鲜、美味，一菜一汤的饮食也让我们觉得比都市里的大鱼大肉还奢侈。

这里四季分明，野生小动物随处可见，虫鸣鸟叫的大自然生活让我们心情无比舒畅。在城市里娇生惯养的孙子们，到了这里整天在野地里打滚，衣服上到处都是泥土，身上也经常划破出血。但是，我们用草药护理伤口，很快就会愈合。年幼的孙子们很快也能叫出很多野菜、草药的名字了，在我们的带动之下，孩子们也喜欢上了吃野菜。

其实，生活在城市里的朋友们也可以自己去采摘野菜。周末，便可以到郊外的大自然中远足，顺便就可以找到野菜。

比如艾蒿，既含有药效成分，也可以作为野菜直接食用，大家不妨去采集一些。

生的艾蒿叶可以用豆酱汤凉拌成下饭菜，也可以做成艾蒿叶饭团，晒干之后还能煮水喝，也可以煮水泡澡、烫脚。总之，野菜的利用方法很多，亲自体验一下就知道它们的好处了。

改成谷物、菜食之后，"排毒"便开始了

第二次世界大战之后，欧美的营养学被引入了日本，日本人开始了高蛋白质、高脂肪、高热量的饮食生活，可是，各种疾病也开始蔓延，一个人患上三种以上疾病的情况屡见不鲜。注意到这种情况之后，我劝很多人改回了以谷物、蔬菜为主的日本传统饮食习惯，不久，他们的身体开始出现各种各样的反应，这就是所谓的"排毒"反应。

"排毒"反应的表现方式多种多样，十个人可能会有十种表现方式。比如喉咙发干、出湿疹、咳嗽、失眠、长疖子、眼泪唾液分泌很多、拉肚子、头痛、脚跟龟裂、发烧、体温下降等。

在我身边，有人"出汗很臭"，有人"白带有异味"，有人"口臭"……这是因为以前不良的饮食习惯使身体里淤积了太多的毒素，而身体自己就想把它们排出体外，只不过像一句俗语说的那样："放屁生疮不择地方。"排毒的表现形式千差万别。对于生疮长痘之类的排毒现象，希望大家不要感到烦恼，而应该以喜悦的心情来面对它，因为那是一个好的开始。

我的女儿（请参见 P114 的插曲）和料理教室的助理栗山女士（请参见 P87 的插曲），在改变饮食习惯之后，身上就出了

很多湿疹，而且全身瘙痒。虽然排毒出现的时机有早有晚，形式各异，但一般来说，阳性体质的人排毒会出现得比较早，而且时间比较短。

在排毒过程中，喝一些烘焙玄米茶、梅酱粗茶、三年粗茶、茭白茶、艾蒿茶等，可以加快体内废物和毒素的排出。当皮肤出现湿疹或瘙痒的时候，可以将生萝卜、黄瓜、大葱切片在皮肤患处擦拭，也可以用韭菜汁或桑树叶、栗子叶、桃树叶、松树叶等煮水涂抹在患处。这些方法都很有效，你可以多尝试一些方法，找到其中最适合自己的。

经过排毒，身体仿佛被重塑了一遍，从心灵到肉体再到生活方式，整个人生都发生了改变。

饮食习惯变健康之后，人的思维方式变积极了，行动也变得更加活跃了，还学会了关心、体贴他人，因此，越来越多的人愿意去服务社会，为地区和国家做出更大的贡献。我有幸遇到了很多这样的人，过着祥和而愉快的晚年生活，我从心底里感谢人生的恩赐！双手合十！

倾听身体的声音，根据阴阳的性质选择饮食

栗山实穗女士（37 岁妊娠中）

原来，我在东京从事美术方面的工作，因为饮食生活非常不规律，所以肠胃出现了严重的不适。身体的不适甚至影响到了我的精神。

于是，我搬到了富士山脚下的小山村居住。在那里，我自己种蔬菜吃，经过一段时间的调养，身体状况有所恢复。当我精神好转之后，计划去伊豆人岛品尝野菜料理，没想到，在那里我有幸结识了若杉婆婆。

看到若杉婆婆那充满活力的身体和饱满的精神状态，我在倍感惊讶的同时也心生向往。于是，我决定跟若杉婆婆学习养生饮食方面的知识。我去若杉婆婆的料理教室上课，还参加了其他营养饮食学校的课程。通过学习和实践，我的健康状况有了进一步的好转。

得到了若杉婆婆的"真传"，我也开始吃野菜，结果一个月后，我的骨关节附近长出了许多湿疹。不知所措的我连忙来找若杉婆婆咨询，婆婆让我放心，说长湿疹是身体在"排毒"的一种

表现。

在若杉婆婆的建议下，我又开始喝具有净化身体作用的茭白茶和艾蒿茶。只过了两天时间，白带突然增多了不少。这也是排毒的一种形式，这次我并没有感到意外。我还是用野菜疗法和草药疗法，很快就把白带过多的情况治愈了。

两年前，我也搬到了绫部居住，而且就在若杉婆婆家后面。来到绫部不久，我就结婚了。一结婚，我就想生个孩子，可是，由于之前根据其他老师的养生食疗法，我彻底贯彻糙米、菜食的饮食习惯，结果让身体的阳性太强了，因此，想生孩子却一时难以怀孕。这时我才知道，阳性太强致使身体过于紧缩，也不是好事。

因为我一直坚持跳古典草裙舞，所以身体比较结实，而且我个子不高，本来就是阳性体质，再加上糙米、菜食的作用，导致身体的阳性倾向就更强了。

把阳性体质调养为中性体质，比阴性体质调养为中性体质还要难。首先，我不再吃纯糙米饭，改为精米、糙米混合饭，还会吃一些面食。

吃豆酱汤也有讲究，夏季吃麦曲制成的麦豆酱，冬季吃豆曲制成的豆酱，总之，根据自己身体的具体情况选择适当的食物。就这样，不知不觉我就怀孕了。

　　通过吃野菜，喝茭白茶、烘焙玄米茶等，我体内的毒素很快就被排干净了，所以，怀孕的过程中，我基本上没有出现过孕吐症状。而且，我还在全国各地参加野菜料理教室的教学，并举办心身保健经验的交流会，为此，怀孕期间我也全国各地到处飞。

　　其实，饮食养生法对我来说非常简单。首先，饮食以大米饭和豆酱汤为主即可。少吃副食多吃米饭，仅此而已，我的体温就比以前提高了很多，平时的体温稳定在 36.8℃上下。

　　看到我忙碌的身影，周围的很多朋友都劝我说："你怀孕了，还是减少一点儿工作量吧。"可是，目前我还觉得自己的体力和精力跟怀孕前没什么两样。为了让更多人了解到饮食养生法的好处，我还会继续到全国各地去宣传、讲解这种保健法，同时推销带壳的烘焙玄米，还通过电话对感兴趣的朋友提供饮食疗法和保健法的指导。总之，在孩子出生之前，只要我还能动，就会继续工作下去。

与癌症做斗争的那段经历，让丈夫了解到饮食保健法的魔力

我家老头子这一辈子用四个字可以形容，那就是"吃苦耐劳"，他工作起来绝对不惜力气。但另一方面，也可以用另外四个字来形容他的人生，那就是"暴饮暴食"，见到美食他也会走不动。可是有一天，他被医院诊断为小细胞肺癌，医生宣告他的生命只剩两个月。这使他陷入了极度消沉的状态。

我家老头子喜欢世人推荐的清淡饮食，他坚信"少吃盐对身体有好处"。我每次做的豆酱汤他都觉得咸，会加很多热水冲淡了再喝。

可是，如今医生宣布的生命只剩两个月，孩子们便都劝他："与其去住医院，不如按照母亲的饮食保健法试一试。"

我家老头子是一个非常迷信医生和药物的人，所以，他对我所推崇的饮食保健法始终将信将疑。但这次，生命被医生"判了死刑"，

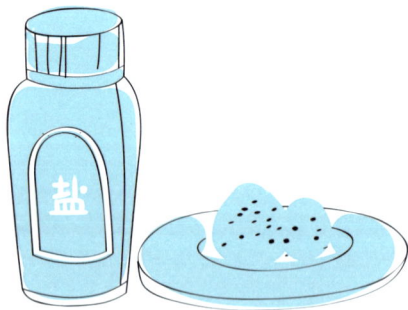

盐

再加上孩子们苦口婆心的劝说，他终于下定决心要尝试一下我的饮食保健法。

◎ 烘焙玄米茶、豆酱汤、梅干的力量

于是，我拿出有"起死回生的灵丹妙药"之称的"烘焙玄米茶"对老头子说："喝了这个，就能把你从死亡的深渊拯救出来。"只有两个月可活的人，听了这话，马上便把玄米茶端过去一口气喝完了。

另外，在烘焙玄米茶的过程中，有些癌症患者一闻到砂锅炒玄米的气味就凑过来说："好香啊！"

相反，在煮竹笋的时候，被癌症患者闻到，他们就立刻跑开，说："闻了这气味不舒服。"

这种现象正是食物阴阳性质的表现。炒玄米的气味是极阳性的，而竹笋是极阴性的。

癌症多属于贫血症、阴性病、血液病、蛋白病，所以，过度摄入蛋白质、连续摄入蛋白质，都有可能造成癌细胞增殖。所以我对老头子说："与你爱吃的面包相比，大米饭、豆酱汤、梅干更好消化、更健康。"

听了我的话之后，老头子每天早晚都喝"梅干烘焙玄米茶"，饮食的内容也都严格按照我的安排来。

就这样，经过一个月的时间，老头子再去医院复查的时候，医生说他的病情有了明显的好转。

老头子非常高兴，回来后继续我的饮食疗法，坚持了几年时间。又去医院检查时，医生说他的癌症已经完全好了，不用再来医院了。老头子开始有点得意忘形了，他的朋友很多，于是又开始了他那繁忙的"社交生活"。吃烤肉、喝啤酒，也成了他饮食生活中的主要部分。这样的日子虽然开心，但没过多久，他的癌症又复发了，而且检查的时候医生说癌细胞已经转移，这次真的没救了。

从只有两个月可活，到后来又活了六年，老头子最后一句话是"以后，你可要用饮食疗法帮助更多的人啊"，然后便没有任何痛苦地踏上了通往天国的旅程。

癌症患者，不管患上了什么样的癌症，都有很多通过饮食疗法改善病情的例子。知道自己患病之后，对待疾病的态度也非常重要。

樱泽如一先生对那些通过饮食疗法改善了病情，然后便得意忘形忽视饮食疗法而再次加重病情的人，提出了严厉的批评。他说："那些明知饮食疗法的好处，却不肯坚持的人，简直没有活下去的资格，就让他们痛苦地死去好了！"这句话虽然听起来有些过激，但想一想，其实正是这个道理。

◎ 烘焙玄米茶的制作方法

　　自己制作烘焙玄米茶确实比较麻烦，所以没有条件的朋友可以购买市场上的成品。但是我想肯定也有一些朋友想亲自尝试一下这种玄米茶的做法，所以接下来我就简要介绍一下烘焙玄米茶的原料和制作方法。

烘焙玄米茶

【材料】无农药玄米（带稻壳最好）3 杯

（1）将玄米装入砂锅中，用中弱火烧砂锅，此时用手不停地翻炒锅中玄米。这个翻炒过程时间比较久，要有耐心。

（2）当玄米开始变黑时，用手迅速按照顺时针方向翻炒玄米。当锅中玄米开始冒烟时，将砂锅从火上取下，放在锅垫上，继续用手迅速按照顺时针方向翻搅玄米，将玄米中的油脂搅出来。

（3）搅拌到玄米不再粘在一起，一粒一粒非常干爽的时候，就完成了。

【注意事项】

* 翻炒玄米的时间必须充足，否则的话难以制成好喝的玄

米茶。这个过程需要很大的体力。不要使用有机玄米和农药玄米，因为它们都含有有害成分。

* 炒制的后期会冒很多烟，如果家里有烟雾报警器一定会报警的，所以最好在室外炒制。

【烘焙玄米茶】

烘焙玄米茶被人称为"起死回生的灵丹妙药"，喝了它可以提升体温，激活身体的自然治愈能力。带稻壳的玄米茶可以揭高血液中的钙离子数量，促进骨骼的生长，所以建议大家每天适量喝些玄米茶。

【材料】带稻壳烘焙玄米 1 杯、水 10 杯

【冲泡方法】

（1）将带稻壳烘焙玄米和水都加入砂锅中，将水煮沸。然后将火调小至中弱火，一直煮到砂锅中水位下降 2 厘米左右。

（2）用滤网将玄米滤出，剩下的茶水就是头道茶。

（3）将滤出的玄米再次放入锅中，加 2~3 杯水再煮 10 分钟左右，就得到了二道茶。

【自制黑芝麻盐】

"黑芝麻盐"对于提升体温有很好的效果。我喜欢自己花

很长的时间慢慢制作黑芝麻盐，让材料中的营养成分充分浓缩。家中常备黑芝麻盐，在日常饮食或制作盒饭时，使用起来非常方便。

【材料】※ 各种材料的比例非常重要，所以请按照下述比例准确调配材料。

○患有癌症等疾病，身体属阴性，体寒的人：盐 3 大匙、黑芝麻 7 大匙

○除不孕症患者之外的健康成年人：盐 2 大匙、黑芝麻 8 大匙

○孩子：盐 1 大匙、黑芝麻 9 大匙

【制作方法】

（1）用铁质平底锅将盐耐心翻炒 1 个小时。要用弱火，用竹铲按顺时针方向不停地翻炒锅中的盐。

（2）将（1）中炒好的盐放入研磨钵中慢慢研磨 1 个小时，直到盐呈现粉末状。

（3）将砂锅放在火上烧热，然后放入黑芝麻进行翻炒，待黑芝麻都爆裂开来，关火。

（4）将炒好的黑芝麻和研磨成粉末的盐按比例混合到一起，用竹铲轻轻搅拌、混合。记得不要用太大的力量，像拿笔写字那般轻盈地搅拌，而且要搅拌 1 个小时左右。4 道工序共耗时 3 个多小时。

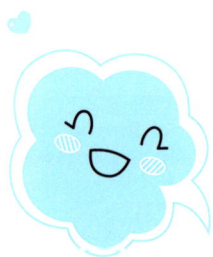

第四章

子宫温暖了，女性会更幸福

阴性体质的人对性生活难有热情

我经常到全国各地去举办演讲会和学习会，传授怀孕、生产、育儿的经验。这是因为如今实在有太多的人为此烦恼不已，夫妻感情上的烦恼、性生活中的烦恼、身体健康上的烦恼……

特别是男性朋友，即使在夫妻生活中感到苦恼和困扰，也难以找人倾诉，只能憋在心里自尝苦果。

女性倒是比较积极地参加各种学习会，可以学习这方面的经验，倾诉自己的苦恼。可是，目前还没有专门为男性开设的这种学习会，他们的苦恼只能闷在心里，所以我觉得他们很可怜，也很需要关怀。

比如："过夫妻生活的时候，我总是提不起劲来。""想要孩子可是老婆总是怀不上，难道是我的精子出了问题？"

因为关于私生活中的烦恼，男性很难找人倾诉，所以只能偷偷跑去医院看医生。结果，从医生那里也无法了解造成问题的原因和改善方法，只能带着医生开的一堆药物回家。

男性最多的苦恼是"无法勃起，没法过正常的性生活"。其实，如今的男性也和女性一样，吃米饭减少了，盐分摄入也减少了，而更多地摄入了面包、肉类、甜食和酒精。这些食物无法提供夫妻生活所需的足够能量，因此，一到关键时刻就软了下来。

男性也好女性也罢，在性生活中起决定性作用的物质是"血液"。阳性的浓郁血液在身体内流淌的话，人就会充满性欲。

可是现在男性的血液也逐渐呈现阴性倾向，如此一来，和心爱的女性共度良宵却无法勃起，太煞风景了。

对于无法正常勃起的男性朋友，我告诉他们："只要多吃大米饭，吃咸味足够的日本料理，性生活就会没问题。"

如今，因为男性体质也趋向阴性，因此患上无精症的人也越来越多。

无法怀孕的问题，虽然女性方面有一定的责任，但男性也必须考虑自身存在的问题，生孩子毕竟是夫妻双方的事情。

最近令很多人烦恼的夫妻生活不和谐问题，我认为归根结底还是饮食生活混乱造成的。夫妻双方的饮食不一致，就造成性格的不一致、性生活的不和谐、感情的不和谐，乃至家庭生活整个都出现了混乱。要解决这个问题就要从根本上着手，其实也很简单，只要夫妻双方都坚持一菜一汤的朴素饮食，用不了多久，一切都会好起来。

改变饮食生活，产子育儿都会变得轻松快乐

人们在方便而舒适的都市中生活久了，渐渐地就会对大自然的变化、生命的演进变得迟钝。

在浩瀚的宇宙之中，我们人类也是一个一个的小宇宙。

以前的人，是根据大自然的变化来判断生息劳作的时机，即顺应大自然而生活。

古人会判断月亮的阴晴圆缺、大海的潮涨潮落。

尤其是女性，因为受月亮的影响非常大，所以古人会根据月亮来判断最佳的怀孕、生产时机。

古时怀孕的女性，当预产期临近时，她们知道满月的大潮期，便是自己分娩的日子。因为事先可以判断自己分娩的时间，所以她们不会慌张，在分娩之前就已经做好了完全的准备。

而现在的医生，虽然也可以大体上判断出孕妇的预产期，但并不是顺应自然的规律让产妇分娩的，这一点非常遗憾。

以前，大多数孕妇都在自己家里分娩

以前，大多数孕妇都在自己家里生孩子，到分娩的那一天，家人、亲戚都会赶来帮忙，还要请产婆来助产。在那时，这是

稀松平常的事情。

当一个家庭要有新生命诞生的时候，亲戚和邻居就会拿出自家的旧浴衣，做成产服或尿片送给即将当妈妈的人。那时候虽然穷，虽然物资非常匮乏，但有亲戚朋友的热情帮助，生孩子是一件轻松快乐的事情。

日本的传统房屋，呈"田"字形构造，生子、结婚、葬礼等各种仪式都在自家举行。

家中生孩子的房间，应该是日光不能直射进来的储藏室。因为在日本人的习惯中，婴儿满月时，要带他第一次去参拜神明。而在这一个月时间里，婴儿不能接受强光的刺激，所以那时的家里才会有这么一个阳光照射不到的房间。

可是再看看现在，不管是医院的产房还是家里的房间，不但阳光充裕，而且还有明亮的电灯。未满月的婴儿生活在这样的强光之下，在我看来，真可谓一种灾难。

古时候，未满月的婴儿生活的房间本来就没有阳光直射进来，还要拉上大帘子，让房间尽量地暗，目的是为了保护婴儿的眼睛。

婴儿满月时，要带他去参拜神明，这是婴儿第一次出去见强光。

分娩是一种自然现象，只要时间到了孩子自然就会生出来，我们只要顺应身体的自然反应就可以了。

自然界的动物，全都是自然生产、育子。我们人类是高等动物，有很强的学习能力，可是在生孩子这方面却越来越低能，离开现代化的医疗设备甚至就难以自然生产。所以，我建议大家应该多向自然界中的动物学习生存的能力。

动物很伟大，而古时候的人类也很伟大。

日本人最大的悲剧就是把自己传统饮食的重要性给忘记了，在欧美式的饮食面前甚至不想看一眼自己的传统料理。可是，欧美式的饮食吃久了，日本人虽然个个变得人高马大，但却变成了不孕难产的体质。每年有太多的人为治疗不孕不育花费大笔的金钱。

只有自己的传统饮食才最适合我们。只有正确地选择食物，才能让我们的身体回到正轨，才能获得幸福的人生！朋友们，赶快行动起来吧！

体质改善后，我女儿在家里生的孩子

我有三个孩子，其中一个是女儿。她从中学时代起就有痛经的毛病，而且还挺严重的。没到经期，小腹就痛得不行，甚至还引起头痛、乳房胀痛、烦躁不安，看了我都心疼。

因为我从未尝过痛经的滋味，所以痛经到底有多痛，我是完全没有概念的。

当我开始在静冈开店的时候，女儿大学毕业了，她有了结婚的打算，于是她想："我要把痛经治好，将来好生健康聪明的宝宝。"有一大她突然对我说："妈妈，我想去您的料理教室上课。"

女儿竟然对我的饮食保健法产生了浓厚的兴趣，我多少有点惊讶。可是我按捺住内心的喜悦，装出一副严肃的表情说："那你可得先把体内的毒素排出来才行！"

从此，女儿开始热心地学习、实践饮食保健知识，结果，身体开始出现各种反应。年轻人的新陈代谢本来就很旺盛，所以，只要吃对了食物，体质就会逐渐改善。

樱泽如一先生曾经说："只要改变饮食，3天就可以改变血液。"但是，现代人的体质已经"中毒太深"，改变起来并不那么容易。

　　一天，我正在厨房做饭，突然听到卫生间传来女儿的惊呼："妈妈！妈妈！"我赶紧来到卫生间，发现女儿洗澡的地上全是血，这着实让我吃了一惊。连忙问女儿怎么了。她告诉我："从子宫里流出了很多血块。"我一看地上，血中有不少像猪肝碎块一样的血块，我反倒放心了。

　　我安慰女儿说："你的子宫里有肌瘤。这段时间，因为采用了饮食保健法，身体自己将肌瘤排出来了。"

　　打那以后，女儿的皮肤变得越来越有光泽和水润，见到她的人无不称赞："哎呀！你的皮肤比以前好了很多呢！"

　　而且，女儿还认识了很多热衷于饮食保健法的朋友，拓宽了社交圈子，她的心情也开朗了许多。

　　把毒素排出来后，人就变漂亮了，每个人都一样。第二次世界大战之后，日本人吃的都是喷洒了农药的蔬菜、加入大量添加剂的食品，还有污染血液的肉食和蛋类。这些坏食物让人的身体内淤积了大量的毒素，所以必须得排出来，不排出来的话，身体出问题是迟早的事情。

　　改变饮食习惯后，寒性体质和痛经就像一张薄纸，一捅就破，用不了多久自然就会消失。用饮食疗法改善体质，女性的子宫也会恢复到最健康的状态，怀孕、生产都不再是什么难事。

◎ 阳性的血液是赤红色的，所以日本人把婴儿叫作"阿赤"

苣荬、笔头菜（笔头菜也叫作问荆或杉菜，是野菜的一种，分布在山上，由于看上去像毛笔因此命名。但由于本身具有一定的毒性，所以食用前必须经过氽烫、浸泡等程序，方可以去除本身的毒素——译者注）等含有丰富的钙质，而怀孕的女性需要补充大量的钙质，因此建议孕妇多吃苣荬或笔头菜，拌在米饭中吃即可。

听了这个建议，在怀孕期间吃了苣荬、笔头菜的孕妇朋友，都生出了非常健康的宝宝。她们的宝宝刚出生时，个个都是皮肤红润、四肢有力。

而另一方面，怀孕期间吃了很多大豆制品的孕妇，生出来的婴儿大多皮肤很白、体格瘦弱。所以我建议孕妇少吃豆腐、纳豆、豆奶等豆制品。

我女儿在怀孕期间就特别注意饮食，那段时间她身体基本没出现过什么不适，精神也很好，临产前几天还到处走，干活也像往常一样麻利。为了顺利生产，孕妇应该有意识地锻炼两股之间的力量。我女儿在生产之前还一直坚持劳动、散步，所以她生产的时候非常顺利，就连产婆都感到吃惊。

分娩其实需要很大的气力，这股气力就来自阳性血液的力量。

我女儿产后恢复得也很快，根本没有卧床坐月子，做饭、洗衣、打扫卫生，样样家务事都做。女性在生孩子的时候，体内淤积的毒素也一并被排了出来，所以，第一个孩子吸收了母亲体内的很多毒素，我觉得还是挺可怜的。但是，生完孩子的母亲会比以前更有精神，这也正是排毒的结果。

我女儿在怀第一个孩子的时候，产婆曾来给她做检查。当产婆用听诊器听胎儿的心音时，她说听到了像火车行驶时的声音，因此倍感惊讶。胎儿强劲的心跳让她感动不已。

什么才算健康有活力的婴儿呢？婴儿呱呱坠地的时候，小手应该紧紧地攥成拳头，这是孩子健康的象征。再有，健康的婴儿应该是阳性体质，阳性的血液是鲜红的，所以刚出生的婴儿皮肤大多红润充满血色。而且，如果我们把婴儿攥着的小拳头摊开，他们会马上又攥起来。不管试几次，他们都会攥起来。不过，这是以前的婴儿的特征。

最近数十年来，就连刚出生的婴儿都呈现出阴性体质的倾向，他们不但脸色苍白，还有的一生出来小手就是张开的。看他们脸上五官的样子和头的外形，都和以前的婴儿有所不同。

如果刚生出来的孩子后脑勺是平的，说明母亲在怀孕的时候吃的肉食比较多。如果婴儿是扁平足，说明母亲在怀孕时吃了不少甜食、水果、生蔬菜和茄科植物。

母亲在怀孕的时候所吃的食物，将造就孩子的骨骼、体格和面相，所以，说母亲是造物主一点儿也不过分。生出的婴儿是强壮还是羸弱，全部取决于母亲怀孕期间的饮食。所以，孕妇的饮食非常重要。

◎ 女儿生第三个孩子的时候，只用了三次力就顺利生出来了

一般来说，女性在生了第一个孩子之后，体验到生产的艰难，是不会很快怀第二胎的。可我女儿不一样，她生了第一个孩子后，也许是感受到了女性的幸福，也许是当了母亲之后母性大爆发的缘故，她很快又怀孕了。她生第二个孩子的时候，我请来一位 80 岁的产婆帮忙，结果，比生第一胎时轻松了不少。

女儿怀孕中始终坚持以大米饭为主食、一菜一汤的饮食，还吃了不少野菜，所以，我坚信她一定能顺产。因为女儿生二胎时是如此的轻松，所以分娩结束后，产婆对我说："再生第三胎的时候，你帮你女儿接生就行了。具体的方法和顺序我现在就教给你们。"

女儿生第三胎的时候，只有我一个人在旁边帮忙。一开始

我心里也是七上八下，但看到女儿坚定、沉稳的眼神，我也平静了下来。临近分娩的时候，女儿忽然问我："妈妈，分娩时我该采取什么样的体位？是坐在椅子上，还是采用古人的传统姿势——上面吊根绳子，我手抓绳子？"

我说："是你生孩子，又不是我生，你喜欢哪种姿势就选哪种。"结果，她怀抱一个很硬的蒲团，坐着就把孩子生了出来。孩子出生后的 30 分钟，我已经开始和女儿喝茶聊天了。我问她："这次生孩子的感觉如何？"可见，这第三胎生得是有多么轻松。

这次真的是很轻松，女儿只用了三次力，孩子很轻松地就滑了出来。

我从头到尾经历了女儿怀孕、分娩的全过程，再一次深切感受到饮食对于女性生育的重要性。于是，我也产生了一个热切的愿望："希望把我这种健康饮食法推荐给更多准备结婚、生子的年轻人！让他们过上幸福美满的婚姻生活，轻松地生育儿女。"

饮食改变后，奶水的质量也提高了

我女儿生孩子后，孩子吃的都是母乳，用的全是自制的尿布。

因为女儿一直坚持以大米、腌菜、豆酱汤和野菜为主的饮食习惯，所以她的乳汁非常丰富，质量也很高。宝宝吃完奶后，女儿胸前还是湿了一大片，因为奶水还在不停地分泌，可见她的奶水有多么丰富。

宝宝出生后，一切的营养都来自母乳。

所以，孩子出生后，马上就要给他喝初乳。

胎儿在母亲的肚子里要待上十个月，这段期间通过与母体相连的脐带获得母亲摄入的营养，从而不断发育成长。

在母亲肚子里的这段时间，胎儿的肠道内会积累很多宿便。出生之后马上给他喝初乳，可以促进宝宝肠道的蠕动，以便尽快将宿便排干净。出生后大约一个星期，宝宝体内黑色黏稠的宿便基本上可以排干净了。从那以后，宝宝会变得更加有精神。

母乳，是宝宝用自己的嘴摄取的第一种食物。母亲所吃的食物，会变成血液，变成乳汁，乳汁进入宝宝体内，成为构筑宝宝身体乃至人格的基本材料。

身体健康的母亲才会有有营养的乳汁

可是近年来，一些母亲以没有乳汁或乳汁质量不高为由，用配方奶粉来养育宝宝。在我看来，使用人工制品来喂养宝宝，无异于隔断了宝宝与母亲之间生而有之的情感纽带。母亲赋予宝宝生命，经过十月怀胎好不容易让宝宝来到人世，可是一开始就不用母乳喂养宝宝，这样的宝宝未免也太可怜了吧。

母乳喂养的宝宝，从母乳中得到了充足的钙质，体格结实，抱起来就能感觉到很重。

反之，喝奶粉长大的宝宝，因为奶粉中的钙质不容易被人体吸收，所以他们大多体格瘦弱，体重很轻。再有，医学界普遍认为母乳喂养的宝宝免疫力更强，不容易生病。

另外，宝宝吮吸母亲的乳头对母亲也有好处，可以促进产后子宫收缩，让身体尽早复原。

日本有一位著名的育儿专家名叫桶谷外美，她开创了著名的桶谷式母乳育儿法。30年来，桶谷老师至少为40万位母亲提供了育儿指导。

桶谷老师曾经坚定不移地认为："生了孩子之后，不会有任何一个母亲没有乳汁。"

所以，任何女性只要生了孩子之后，自然就会分泌乳汁。

因此，即将成为妈妈的女性朋友请不用担心，只要照顾好自己的身体，让身体保持健康就可以了。

如果此时患上了乳腺炎，乳汁分泌有困难的话，也不用着急，下面我教您一招治疗乳腺炎的好方法——芋泥敷乳房。

在敷料中，除了芋头之外我还加入了野菜，敷上之后用不了多久乳房内的肿块就会变软。已经有很多人实践这种方法，效果可谓立竿见影。

【芋泥敷乳房治疗乳腺炎的具体方法】

（1）将芋头捣成泥，加入与芋泥等量的面粉，将其混合、搅拌。也可以用芋头粉代替芋头。

（2）将(1)中做好的混合物放入研磨钵中，加入生野菜【繁缕（别名：鹅肠菜、鹅耳伸筋、鸡儿肠等。——译者注）、艾蒿、鱼腥草等】，加入适量的水，同时进行研磨，将野菜研碎，并使其与芋泥充分混合。

（3）将(2)中制作好的混合物均匀地涂抹在纱布或棉布上，先在乳房上涂上植物油，再将带有敷料的纱布或棉布敷在乳房上，乳头不可敷。

※ 可以在纱布或棉布的中央位置剪一个洞，让乳头露出来。

◎ 宝宝断奶初期的食物也以大米饭和豆酱汤为主

富含碳水化合物的谷物配以蔬菜、海藻的饮食习惯，可以让女性子宫健康地发育成长，骨盆也变得结实、强壮，所以生孩子时不仅顺产而且多产。而如此的饮食习惯，也能给母亲带来丰富、高质量的乳汁。

喝这样乳汁长大的宝宝，只有在尿布湿了和肚子饿了的时候才会哭闹，其他时间都很乖。所以，养育这样的宝宝，父母会非常轻松。

不过，日本的传统育儿观念认为，母亲在哺乳期间，不能吃碱性较强的食物，比如蘑菇。再有，油炸食物也应忌口。

母亲摄取的营养进入血液，再通过母乳进入宝宝体内。所以，如果母亲吃了不好的食物，就等于给孩子吃了不好的食物，结果导致孩子身体出现问题，哭闹不止，从而增添父母的负担。

另外，以前的人不会像现在这样，在孩子断奶期还要给他们制作或购买特殊的营养辅食。

以前，孩子断奶初期的食物也是以大米饭和豆酱汤为主。做好的豆酱汤，父母会把上面一层比较清淡的汤舀出来留给孩子。

当然，不能直接给孩子喝，还要加温水稀释，使之变得很淡。让孩子喝这种很淡的豆酱汤，是为了让他们渐渐习惯盐的味道。让宝宝尚未发育完全的肠道，做好消化吸收的准备。在淡淡的豆酱汤中再加入一些南瓜泥、芋泥，就足够宝宝的营养了。

另外，以前的母亲还会把大米饭嚼碎了喂给宝宝吃。母亲的唾液进入宝宝体内，可以帮助他们消化。以前的人，就是如此简单地喂养宝宝，按照大自然的道理给予宝宝最为合适的营养。

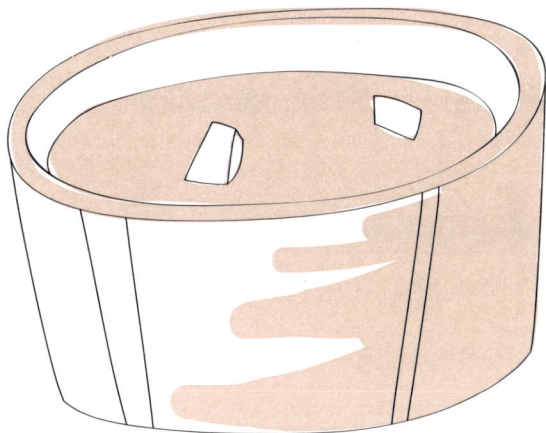

我从母亲那里学到的知识
若杉婆婆的大女儿——斋藤典加女士

我上高中的时候，母亲开始接触并学习营养保健知识。从那时候开始，牛奶、砂糖、鸡蛋就从我家餐桌上消失了，取而代之的是使用面筋、莲藕制作的菜。

但是，我家的男性成员——父亲和兄弟都是动物蛋白质的爱好者，所以他们还要吃肉类。不过，母亲会在配菜中加入大葱、萝卜、姜、海藻等，这些菜可以分解动物性蛋白质。

那个时候，母亲常说："男性出汗多，出汗可以排除体内的废物，所以可以适当吃些鱼类。而女性以后要生育孩子，必须保持一个健康、干净的身体，所以最好不要吃动物性蛋白质。"

当时我感觉母亲学习的营养保健理论非常有趣，"吃肉的话，人就会变得像动物一样，而吃谷物菜食，才能让人变得高雅大方"。我心想：真有这回事吗？不过，在怀疑的同时，这种理念已经深深进入我的心里。

我从中学时代开始，就有严重的痛经，每个月都要难受那么几天。但是，自从听了母亲的话，改变饮食习惯之后，我痛经的症状有了明显的好转。

　　高中三年级的时候，我和朋友一起减肥，当时中午带的盒饭里，没有任何菜，只有三个大米饭团。可是，托了大米饭团的福，我的痛经完全治好了。

　　高中毕业后，我考进一所短期大学攻读营养学专业，毕业后获得了营养师资格。随后，应聘到企业里工作了两年时间。那段期间，我"想建立一个幸福的家庭，生几个健康可爱的宝宝"的想法越来越强烈。于是，我辞去了工作，到母亲的料理教室帮忙，同时跟随母亲学习饮食保健的知识。我还专门跑去大阪、东京的料理教室上课，学习食物的阴阳调和、治疗疾病的食疗法、野菜的做法、使用身边食材做菜的方法等。

　　就这样过了两年时间，我结婚了。结婚没多久我就怀孕了。如今，我已经是三个孩子的母亲了。

　　话说起来简单，但体质原本不好的我，在怀孕期间排毒很厉害，要知道，排毒可并不是一个舒服的过程。于是，母亲经常鼓励我说："现在把体内毒素排出来了，就不会污染孩子了。所以，虽然很难受，但你还是坚持一下，争取把毒素都排干净。"

　　在怀孕期间，我虽然没有出现孕吐等强烈的妊娠反应，但也有一段时间没有食欲，根本不想吃饭。这时，母亲告诉我："什么时候肚子饿了，再吃也不迟。你现在不想吃饭，说明肚子里的孩子还不饿。"可是，保健医生却对我说："你现在肚子里有孩子，是两个人，所以每天应该吃两倍的饭，还要多喝些牛奶。"可是，我觉得母亲说的更有道理，所以那段时间每天只吃一顿饭。

有不少人推荐说，孕妇最好多吃小鱼、多喝牛奶，因为这些食物富含钙质，可是母亲对我说："吃了那些东西，会使会阴部变得僵硬，分娩的时候就很困难，甚至造成难产，所以最好还是别吃。"

我听了母亲的话，怀孕中 100% 只吃谷物菜食，所以，与其他孕妇相比，我的肚子小很多，体重也只比孕前增加了 7 公斤。也正是因为如此，怀孕期间我的身体一直很灵活，精神也很好，直到临盆前，我还能亲自做各种事情。

临近生产的时候，母亲语重心长地对我说："生孩子的时候，妈妈总是喊：'好疼，好疼！'但其实孩子比妈妈更加痛苦。你想象一下，在那么狭窄的产道中，孩子将身体挤出来，得承受多大的痛苦啊。"我觉得母亲说得非常有道理，于是在心里暗暗地对肚子里的宝宝说："妈妈会加油的，你也要加油哟！"

生完孩子之后，助产医生对我说："我曾为无数的母亲接生，但在分娩过程中没喊痛的母亲，你还是我见到过的第一个！"

　　如今，我们一家搬到绫部的农舍定居已有 16 年。这 16 年来，我们一直实践着母亲的饮食养生，过着日出而作，日落而息的乡村生活。我们还开办了一家名为"闪耀上林"的工作室，主要制作烘焙玄米茶、艾蒿浴足草药，还开设料理教室教大家制作野菜、谷物料理。我们的宗旨是："从农村改变国家！把地道、纯正、天然的饮食带给全国人民！"

　　另外，我们还制作销售烘焙玄米茶、茭白茶和烤梅干，还为朋友们提供饮食疗法、营养搭配的咨询服务。遇到前来咨询的朋友，我会首先问他们："您是否对平安地活到现在表达过感谢之情？您是否对每天所吃的食物心怀感激？您是否也曾迷茫，为什么自己那么努力地保养身体，可身体还是会生病？身体是否已经向您表达不满？"对于最后一个问题，大多数朋友都会默默地点头。

　　我想帮朋友们认识到"吃了不好的食物，身体自然会受苦"的道理。比如，当痛经袭来的时候，不要总是抱怨，而应该反思一下是不是自己吃了不该吃的食物。

　　关注自己的身心，首先要理解健康身体和饱满精神是食物赐予我们的。所以每次吃饭前对食物表达谢意，是一项不可缺少的礼仪。

　　我从母亲那里学到了一个自然人的自然的生活方式，学会了辨别有益食物和有害食物的能力。我还学到了古人的饮食智慧、生活方式，并切身体验到了身体与心灵的变化。我还能用心灵感受如今的时代，知道什么才是对自己最重要的，掌握了独立思考、独立行动的能力。

　　我的孩子们都平安、健康地成长着，没有生过大病、受过大伤，也没有遭遇过大事故，这是最值得我感恩的事情！在母亲的教导下，我和丈夫、孩子们构建了一个健康而且幸福的家庭。这次，该轮到我出场了，我要把母亲教给我的智慧传承下去，教给我的下一代。

治疗妇科疾病的良方——艾蒿水坐浴

下面我要为大家介绍恢复子宫活力的"艾蒿水坐浴"。

樱泽先生曾告诉我们，对于痛经、白带过多、子宫肌瘤、不孕症等妇科常见疾病，可以用"干萝卜叶子煮水坐浴"进行治疗，效果很好。

以前，我也推荐妇科疾病患者使用"干萝卜叶子煮水坐浴"进行治疗。但是，近年来萝卜大多是用生物技术栽培出来的杂交品种，这种萝卜的叶子阴性很强，所以用这种叶子煮水坐浴，难以收到满意的效果，搞不好还会有反作用。于是，我就想，何不用天然的艾蒿试试呢。

艾蒿，具有温暖身体、提高免疫力的功效。而且，还有超强的杀菌能力，能够消炎止痛，由内而外地清洁身体。

方法很简单，第一步就是晒艾蒿，把艾蒿放在太阳下面曝晒，晒干水分的同时增强它的阳性。

将晒干的叶子放入锅中，加水煮沸后调小火慢慢煮 20~30 分钟，直到水呈现茶褐色为止。将水冷却到适合洗澡的温度，将水倒入浴盆中。坐入浴盆的话，水应该没到腰部位置，还要往坐浴水中加一小撮食盐。

将晒干的艾蒿小火
慢煮 20~30 分钟

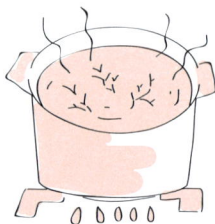

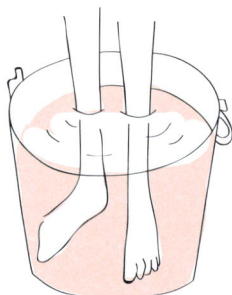

倒入浴盆中也可以
别忘了加一点儿盐

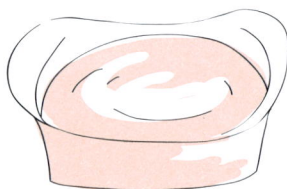

倒入桶中可以泡脚

坐浴

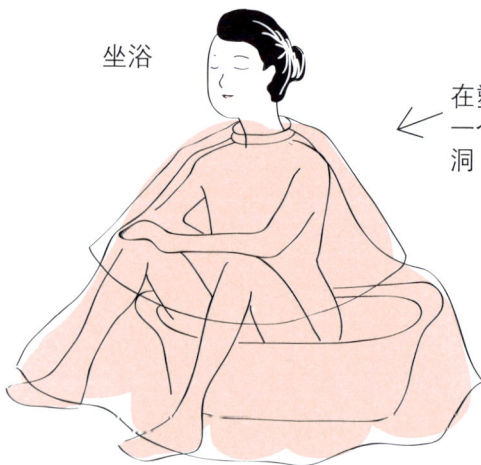

在塑料袋底端开
一个脑袋大小的
洞

在毛毯中央
开一个脑袋
大小的洞

效果立竿见影，您没理由不试一下。

坐入水中进行坐浴，双腿要放在浴盆外面，并张开，以使艾蒿的成分能够通过阴道进入子宫。坐浴 30 分钟左右，水温已经下降，所以身边要放一桶热水。当浴盆中水温下降时，站起身来加入热水，继续坐浴。

坐浴过程中，为了防止上半身受凉，找一张大毛毯，将中间开一个脑袋大小的洞，像披风一样用它罩住上半身，只把头露在外面。在毛毯外面再套一层塑料袋，为上半身保温。这样一来，在坐浴过程中，全身都会大汗淋漓。

艾蒿是一种非常常见的植物，全国各地的朋友基本上都能在野外找到。您可以自己采摘一些晒干后留着泡脚或洗澡用。坐浴的过桯中，身体的血液循环加快了很多，乳房也会随之膨胀，对于催乳或改善乳腺炎症状都有帮助。

我每次出去采摘艾蒿，都会特意采很多回来，然后把它们捆成小捆挂在屋檐下晒干。那些不方便采艾蒿的朋友，可以到我家来随便取用。

来我这里咨询或寻求帮助的女性朋友中，大多数人子宫都有问题，我就会教她们用艾蒿煮水泡脚或坐浴。

而且，艾蒿煮水坐浴，对男性来说也有极大的好处。男性的腰是一个重要部位，如果腰部血液循环不畅的话，就容易引发前列腺、肾脏、肠道等方面的问题，还有阳痿早泄等男性疾病。而坐浴可以促进男性腰部的血液循环，改善上述症状。

有过敏症、花粉症的人也可以用艾蒿煮水沐浴全身，将身体浸泡在艾蒿水中，因过敏造成的瘙痒会立刻减轻。

百闻不如一试，我建议您还是亲身体验一次，就能了解艾蒿的妙处。有兴趣的朋友可以到绫部来参加"闪耀上林"（请参见第 117 页）开办的教室，相信您一定能学到很多知识。

采摘艾蒿之后，只要有太阳，就把它们拿出来曝晒，让它们充分吸收太阳的能量。艾蒿里的水分被完全晒干后，就可以把它们装入纸袋中，这样就能长时间保存了。

用一菜一汤的饮食培养坚韧不拔的生活能力和精神力量

日本经济的不景气已经持续多年，很多公司破产倒闭，失业人数攀升，没有工作也就没有钱。大家都为如何生存下去苦恼不已。

而以前的人，物资极其匮乏，手头也没多少钱，可一家人相互关爱、相互支持，其乐融融。他们过着一菜一汤的朴素生活，虽然清贫却很快乐，没有任何不平不满之事需要抱怨。那时的人觉得，只要有大米饭吃，就是最幸福的事情。

在当今的社会中，重新过回一菜一汤的俭朴生活，不仅可以维持家计，对身体健康也大有益处。没有钱不要紧，因为没有钱也可以过自给自足的生活。

去年冬天，绫部下了一次大雪，地上的积雪足有 1.3 米深。结果，我院子里的一棵梅子树被大雪压断了，断口处只有一点儿树皮连在一起，我也没去管它。

可没想到，第二年那棵梅子树依然长得枝繁叶茂，还结出了梅子。只不过因为有断口，根部吸收的营养送达树枝顶端的不多，所以结出来的梅子也都"瘦小干枯"。但是，看到这棵梅子树又开花结果，我不禁对大自然的生命力和自我修复力感到惊奇。

所以，人生了病，也不用太过担心。

只要学一些饮食养生的知识，就可以提高身体的自愈能力，改善甚至治愈疾病。

我亲眼见过很多患病、治病的例子，所以也从中学到了很多知识。其中尤其令我感叹的就是人体的自我修复能力。所以我觉得，人生了病，或者暂时难以怀孕，没什么好烦恼的，更不必绝望。

如今的日本经济不景气，人要面对工作上的烦恼、家庭中的烦恼、健康上的烦恼，真是一个不容易的时代，到处都充满了令人不安的因素。

但是，坚持一菜一汤的饮食，可以帮助我们制造出健康的血液。血液、细胞改变了，身体就改变了，进而，人生也就改变了。

现在我们要做的就是下定过"一菜一汤俭朴生活"的决心，并将其付诸实践。早一天实行，早一天受益；晚一天实行，就多一天损失。

每年一到春天，我家附近的水塘中，青蛙都会产下成千上万的卵，所以，"一片蛙声"是我家春夏季的"背景音乐"。我想说的是，青蛙的生活环境，比我们人类差得多，但它们还是会留下无数的子孙。

再说燕子，燕子夫妻会在我家屋檐下筑巢、产子，秋去春回。可以说，婆婆家是动物们的乐园。

我家周围还有蛇、蜘蛛、蚯蚓、蝗虫、蟋蟀、蜻蜓等各种小动物、昆虫，而且，它们形成了一个完整的食物链，按照自然法则过着自己的生活。相比之下，我们人类是智慧生物，大部分又都受过高等教育，没有理由生不出孩子的。请对未来抱有希望，继续努力吧！

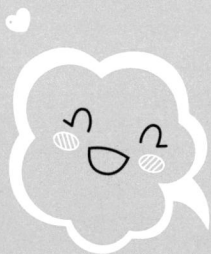

第五章

若杉婆婆那简陋但丰富多彩的厨房

始终坚持"身土不二"和"一物整体"的原则

有的朋友坚持谷物菜食的饮食习惯已经有一段时间，可身体和精神都不见起色，这是为什么呢？

因为有些人认为，只要是蔬菜，就一定对身体有好处。其实，这是一个极其错误的想法。只有自己所居住的这块土地上栽培出来的、当季的蔬菜，才是有益的，所以，在选择食材的时候，也必须多加注意。

选择食材的基本原则有两个，一个是"身土不二"，一个是"一物整体"。

⊙ 身土不二

所谓"身土不二"，是指身体与居住的这块土地不可分离。意思就是说，人应该吃自己居住的这块土地上栽培出来的食物。这是古人留给我们的一种保健智慧。我们的祖先，都过着自给自足的生活，长期在一块土地上耕耘，自然最适应当地的气候、风土。而这块土地上生长出来的食物，也最适合当地人的身体。

而到了现代社会，随着交通运输业的发展，不仅全国各地，甚至世界各地的食材都能在大超市的柜台中找到。另外，拜生物技术"所赐"，我们可以在任何时候吃到任何季节的蔬菜、水果，即所谓的反季节蔬果。但是，您想过没有，发达的科技已经让我们背离了自然的法则，还让我们丧失了分辨"真食材"与"伪食材"的欲望和能力。

◎ 一物整体

对于谷物，不必进行去壳等精加工，蔬菜要连叶带茎带皮一起吃，这样才能保证营养成分的均衡。因为一种植物中，也有属于阴的部位和属于阳的部位。只吃一部分的话，难免会造成阴阳失调。

要想连叶带茎带皮地一起吃，就必须选择那些无农药栽培、有机栽培的放心蔬菜食用。

◎ 当季的蔬菜和鱼类的选择方法

为了适应自然环境，我们的身体也会随着春夏秋冬四季的变化而改变。

除了身体的自动调整之外，我们还可以通过调整饮食来帮助身体适应自然环境的变化。比如，夏天多吃清热的蔬菜，冬天多吃温暖身体的根类蔬菜，借此，使身体与自然界实现平衡。

秋冬季节，人体内会淤积一些毒素，而春暖花开之时，就是排出这些毒素的好季节。而很多野菜有助于我们身体排毒。比如，款冬、艾蒿所含的苦味物质，就是帮我们清洁身体内部环境的良药。

夏天，多吃黄瓜、冬瓜、西瓜、甜瓜等瓜类，有助于将肾脏淤积的毒素通过小便排出体外，从而起到改善体质的作用。

茄子容易造成孕妇流产，所以孕妇最好不要吃茄子。但除了孕妇之外的人，可以在 7~8 月间适量吃一些茄子。

茄科植物具有消除体内盐分的作用，前面我已经讲过，脱盐会造成身体松弛，最显著的后果就是难以受孕。

牛蒡和莲藕等根类蔬菜具有温暖身体的功效，所以，从秋天到冬天，这些菜应该经常出现在餐桌上。烹饪方法主要有蒸、煮、炖汤、捣碎了捏成团烤着吃……在烹饪方法上下功夫，不正可以让我们的家庭生活变得丰富多彩吗？

从冬天到初春，气候寒冷，野菜比较稀少，这个时期可以用羊栖菜（一种藻类植物，别名鹿角尖、海菜芽、羊奶子、海大麦等）、裙带菜等海藻植物以及萝卜干来丰富餐桌。

选择当季的食材吃，可以让身体内的小宇宙与宇宙频率协调一致，让身体和精神都更加健康。

另外，想生孩子的适龄男女，还应该多吃一些"果实"类食物。

选择温暖子宫的食材

春	可以吃的食物	蔬菜：卷心菜、春菊、韭菜、蚕豆、洋葱 野菜：水芹、三叶、马兰菊、笔头菜、黄花菜、艾蒿、蓟、款冬、山蒜、胡葱、蒲公英、鹅肠菜、虎耳草（别名：石荷叶、金线吊芙蓉、老虎耳、金丝荷叶、耳朵红）、蒿草、车前草（※注意，最好用砂锅烹调，加入足量的盐） 水果：夏橙、草莓、樱桃
	可以偶尔吃的食物	蔬菜：莴笋（叶子也可做沙拉）、大蒜 野菜：蘑菇（哺乳期不可吃）、土当归 鱼贝类：康吉鳗（俗称：白鳗）、鲆鱼、泥鳅、鲻鱼（中国沿海有产，又名：乌支、九棍、葵龙、田鱼、乌头、乌鲻、脂鱼、白眼、丁鱼、黑耳鲻）、鲈鱼、带鱼、飞鱼、蛤仔、文蛤
	最好不要吃的食物	蔬菜：青豌豆、土豆、龙须菜、扁豆 野菜：鱼腥草、蕨菜、紫萁（别名：薇、紫蕨、紫萁贯众）、虎杖（别名：酸筒杆、酸桶芦、大接骨、斑庄根） 水果：猕猴桃 鱼贝类：旗鱼（别名：扁帆、箭鱼、剑鱼）、鰤（又名青甘鱼、平安鱼、油甘鱼，广东又叫仔）、鱿鱼、沙丁鱼
夏	可以吃的食物	蔬菜：韭菜、瓜类【南瓜、黄瓜、冬瓜、苦瓜、越瓜（别名：菜瓜、生瓜、梢瓜、酥瓜）】、紫苏、姜 野菜：款冬、木耳、西洋菜、藜（别名：灰菜、灰藜）、夜来香、红花褴褛菊（俗称：南洋春菊、昭和草）、桑叶、水芹、牛膝（别名：百倍、牛茎、怀夕、怀膝、淮牛膝、红牛膝、粘草子根）、鸭跖草（别名碧竹子、翠蝴蝶、淡竹叶）、野稗（又称：稗、稗子） 水果：樱桃、西瓜、甜瓜、草莓
	可以偶尔吃的食物	蔬菜：短小的绿辣椒、钠沙蓬（中国没有）、莴笋、薤头（别称：薤子、薤白、荞头，四川人都知道薤头，而且常吃）、蚕豆、豌豆、紫苏 野菜：八丈草（别名：明日草、明日叶、咸草）、花椒 水果：杏子、李子、枇杷、樱桃 鱼贝类：蛤仔、鲍鱼、海螺、文蛤、小蛤蜊、竹荚鱼（也叫马鲭鱼）、康吉鳗（白鳗）、香鱼（别名：香油鱼、瓜鱼、细鳞鱼、海胎鱼、仙胎鱼、秋生子）、乌贼类、石鲈、条石鲷、鳗鲡、鲳鱼、牛舌鱼、粗单角鲀（日本特有）、鲈鱼、白丁鱼、海鳗、黄花鱼、牛尾鱼（别称：博氏孔鲀）、鲑鱼、真鳟、鲶、鲳鱼
	最好不要吃的食物	蔬菜：辣椒、青椒、西红柿、茄子（7~8月间可以适量食用有机栽培的茄子）、龙须菜、秋葵、毛豆、芋头茎、芹菜、生菜、青梗菜（小白菜的一种，又叫小棠菜） 水果：哈密瓜、桃子 鱼贝类：鲣鱼、丁香鱼（别名：抽条、离水烂、小银鱼、海蜓）

选择温暖子宫的食材

<table>
<tr><td rowspan="3">秋</td><td>可以吃的食物</td><td>蔬菜：胡萝卜、牛蒡、葱、山药、百合根、莲藕、小松菜（白菜亚种，普通白菜的一个变种。原产中国，19 世纪 70 年代传入日本，20 世纪 90 年代由日本客商引入，推荐栽培和加工，产品大量出口日本）、南瓜
野菜：胡葱、藜的果实
水果：栗子、苹果</td></tr>
<tr><td>可以偶尔吃的食物</td><td>蔬菜：大头菜、芋头、冬瓜、山芋、甘薯、竹笋、口蘑、松茸
水果：柿子、银杏、梨子
鱼贝类：针鱼、鱿鱼、秋刀鱼、粗单角鲀（日本特有）、牛舌鱼</td></tr>
<tr><td>最好不要吃的食物</td><td>蔬菜：西芹、菠菜、小萝卜
野菜：鱼腥草、蕨菜、紫萁、虎杖
水果：通草（别名：葱草、白通草、通花、花草）、无花果、石榴、葡萄
鱼贝类：沙丁鱼</td></tr>
<tr><td rowspan="3">冬</td><td>可以吃的食物</td><td>蔬菜：胡萝卜、牛蒡、白萝卜、山药、百合根、日本芋、八头芋（日本特有，芋头类）、佛掌薯蓣（别名：佛掌山药）、甘薯、葱、胡葱、赤车使者（别名：鹿角七、细水麻叶、石边采、小白沙）、小松菜、春菊、芥菜、白菜、莴笋
水果：金橘、酸橙、橘子、柚子、苹果</td></tr>
<tr><td>可以偶尔吃的食物</td><td>蔬菜：大头菜、小芜菁（小型大头菜）、芋头
水果：柿子
鱼贝类：章鱼、河豚、鳕鱼、海参、鲆鱼、鲤鱼、鲫鱼、蚶子、牡蛎、扇贝、螃蟹、鲷鱼</td></tr>
<tr><td>最好不要吃的食物</td><td>蔬菜：菜花、花茎甘蓝、生菜、慈姑（又名：燕尾草、白地栗、酥卵）
鱼贝类：沙丁鱼、鰤鱼（又名青甘鱼、平安鱼、油甘鱼，广东又叫番薯仔）</td></tr>
</table>

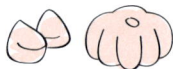

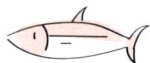

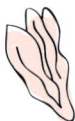

比如大米、荞麦就是果实的典型代表，除此之外还有紫苏子、芝麻、玉米、红豆、扁豆等。

再有，吃鱼贝类的水产品，也有讲究。

以前的日本人讲究"身土不二"，吃海产品也是自己乘船到近海捕捞，那个时候的人没有什么大病的困扰。可是，随着远洋渔业和水产养殖的发展，日本人也有机会吃到金枪鱼等大型鱼类，而养殖的水产品也占据了餐桌上的很大比例，结果，健康问题也随之而来了。

肉身呈红色的鱼类，其实和家畜的肉类一样，会污染血液。

即使近海鱼类中，鲭鱼、沙丁鱼、松鱼等也不建议食用，因为它们都是红色肉身，对人的血液有氧化作用。如果把这些鱼晒成鱼干的话，其中含有的过氧化脂质就会增加，吃这些鱼的鱼干，会污染血液，甚至形成血栓。

如果想吃鱼的话，就选那些肉身呈白色的新鲜鱼吃。而且，不要买人工养殖的鱼类，最好是自然生长的。一次的摄入量也不要太多。

白萝卜、款冬、牛蒡等蔬菜具有分解鱼类、促进消化的作用，可以与鱼类一同食用。

活用传统智慧，合理搭配饮食，促进排毒

为了让身体温暖起来，让子宫恢复活力，建议女性朋友最好远离肉类、蛋类、牛奶以及乳制品。

如果实在无法忍受素食的话，可以偶尔少量地吃一点儿肉、蛋、牛奶。当饭菜上桌的时候，一定要管住自己的手，只吃蔬菜，最多吃一点儿鱼，见到甜食是万万不能伸手的！

古时候的人，知道哪些食物搭配着吃更有利于消化、更有助于排毒。如今，我们也要借鉴古人的经验，并将保健的经验传承下去。

有句古话叫作："白萝卜是最好的医生。"白萝卜中含有促进消化的酶，在适当的季节吃白萝卜，能够保证身体健康，让我们远离医生。

日本还有一句俗语叫作："鸭子背着葱来。"意思就是说吃鸭子的时候要搭配大葱。说明古人知道大葱中所含成分能够抵消或排解鸭子中的毒素。

再有，您去饭店里吃生鱼片的时候，配菜中肯定会有白萝卜、紫苏、海藻、生姜、芥末等。这些配菜就含有消化鱼肉中脂肪、

蛋白质的酶，和鱼肉一起吃的话，有利于消化。活用古人的智慧，可以让我们吃得更安全、更健康、更有味道！

食物搭配的例子

全部动物性食品	酿造醋、胡椒、大蒜、大葱、生姜、香辛料、水果、生蔬菜			
肉类（牛、猪）	土豆、西红柿（只有吃肉的人可以吃西红柿）、大蒜、青椒、辣椒、洋葱头、苹果、韭菜、大葱、生姜			
鸡、鸡蛋	葱白、香菇、韭菜、山蒜、洋葱			
鱼	生姜、芥末、襄荷、紫苏、花椒、海藻、牛蒡、白萝卜、柑橘类、款冬、梅干	青花鱼（学名鲐鱼，又称油胴鱼、鲭鱼、花池鱼）	白萝卜泥、芥末、大葱、山药、生姜	
贝类、虾、蟹	柠檬、夏橘、酸橙、柚子、海藻、酿造醋	章鱼、乌贼	生姜、芥末	
年糕	白萝卜泥	米饭吃多了	苹果、白萝卜泥	
油	白萝卜泥、柑橘类	砂糖	梅干、梅子醋	

向右旋转的烹调方法，留住食物中的能量

混合、搅拌、翻炒等，在烹调食物的过程中，常会用到"旋转"动作。其实，这个"旋转"动作还是大有讲究的。如果不明就里，胡乱旋转的话，就难以做出既美味又健康的食物。

混合、搅拌、翻炒等旋转动作中也有阴性、阳性之分，由左向右旋转（即顺时针旋转——译者注）蕴含着阳性力量，而由右向左旋转，则隐藏着阴性力量。由左向右的旋转，可以让力量向中心汇集，将阳性能量留在食物之中。

在烹调食物的过程中，使用由左向右旋转的动作，不仅能使食物对人体健康更加有益，还能让食物变得更加美味。反之，由右向左旋转烹调食物的动作，能让食物的美味和营养成分流失殆尽，而且，还成为阴性食物，长期食用使人体质变差，疾病难愈。实际上，味觉灵敏的朋友，一口就能品尝出一道菜是右旋转做的还是左旋转做的，因为这两种做法的味道差别还是很大的。

在我们生活的这个世界上，阳性的向心力和阴性的离心力时刻都在发生作用，不曾有一瞬停息。我们要使用由左向右旋

转的动作来烹调食物，将阳性能量和美味保留在食物中。

另外，在炒菜时，食材下锅的顺序也要注意，阴性食材应该先下锅。

比如，牛蒡含有阴性的涩味物质，应该先下锅翻炒，待其中的涩味物质炒掉之后，再加入其他蔬菜一起翻炒。

烹调食物的器具也很重要。蒸米饭、煮菜、炖汤，我都建议大家使用砂锅。

砂锅具有远红外线的效果，能够将大米、蔬菜中蕴含的营养物质和美味完好地保留下来。同一种食材，用砂锅和铁锅烹调出来，口味会相差很大。

使用砂锅做饭菜，不需要太多的调味料，也很省能源，总之，好处一大堆。最关键的，还是砂锅做的饭菜有助于温暖身体、保健子宫。

金属锅虽然说加热很快，但关了火之后，凉得也快。相比之下，砂锅的保温效果就好得多。

接下来我还会为朋友们介绍食材的切法、调味料的选择方法等健康烹调的小窍门。在家里自己做饭炒菜，不仅对身体健康有帮助，还能促进一家人的感情融合。所以，我希望朋友们多多动手，自己做美味又营养的饭菜招待自己和家人。

◎ 食材选择好，不用看医生

食材，应该尽量选择自然农耕法和不使用化肥、农药栽培出来的蔬菜、水果。

不使用化肥、农药栽培的蔬菜、水果，个头一般都比较小，但它们是自然生长的，蕴含着充足的阳性能量。

反之，栽培过程中使用了化肥、农药，或者通过温室大棚栽培、水培等现代化科技种植出来的蔬菜、水果，大多偏向于阴性，能让女性的身体变得更加寒冷。

不使用化肥、农药栽培的有机食材虽然价格贵一些，但从长远角度来看，多花点钱可以吃出健康的身体，不用看医生，免受疾病之苦，还是非常值得的。

◎ 正确的切菜方法，将蔬菜中的营养成分完整保留下来

很有趣的是，蔬菜的切法中也隐含着阴阳的道理。

以牛蒡和白萝卜为例，应该采用纵向斜切的方法，这样才能使食材本身的阴阳调和，烹调的时候也不容易煮散、炒碎。吃入阴阳平衡的食物，自然能够调节身体内的阴阳，从而改善体质、治疗疾病。

另外，蔬菜、水果的皮中也含有丰富的维生素、矿物质，

所以，应该尽量连皮一起切、一起吃。

◇条状蔬菜的切法

胡萝卜、牛蒡、大葱、白萝卜等条状蔬菜的上部为阴性，下部为阳性。所以，对于条状蔬菜应该采取纵向斜切法，使切下来的每一片蔬菜都能达到阴阳平衡。有的时候可能需要切丝，需要先将蔬菜纵向斜切成片，让每一片上都阴阳平衡，然后再切丝，让每一根丝也都阴阳平衡。

◇圆形蔬菜的切法

像洋葱这种圆形蔬菜该怎么切呢？我们先来研究一下洋葱中的阴阳。洋葱的根、芯、芽是阳性的，其余部分都是阴性的。

所以，对于圆形蔬菜，可以采用放射性切法，就可以保证切下来的每一块都能达到阴阳平衡。南瓜、白菜、卷心菜、青椒等都属于圆形蔬菜，适合放射性切法。

上：阴

下：阳

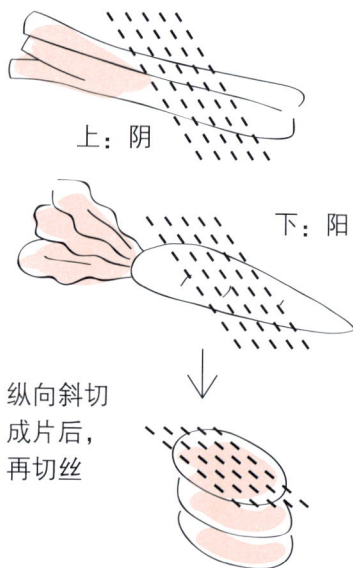

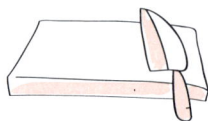

纵向斜切的手法，使每一片蔬菜都能达到阴阳平衡。

纵向斜切成片后，再切丝

圆形蔬菜应该采用放射性切法

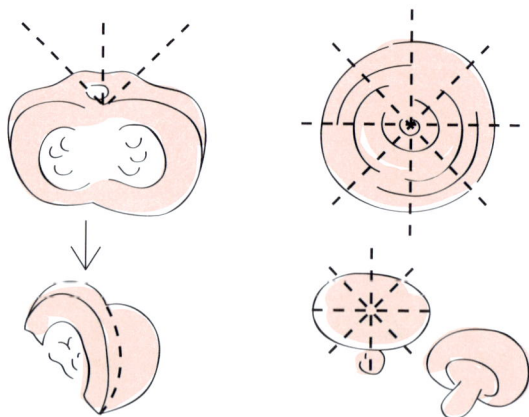

不同的烹调用具，会造成食物营养的很大变化

同一种食材，使用不同器具烹调出来的菜，在口味和营养上都会有很大的差别。不锈钢锅、铝锅、有特氟龙涂层的不粘锅等金属锅，都可能含有对人体有害的成分，所以在选择的时候要多加注意。

◎ 推荐使用的锅

砂锅……蒸饭、煮菜、炖汤都推荐使用砂锅，用砂锅蒸饭、煮菜、炖汤，味道最佳。砂锅由土和水经火烧制而成。用砂锅煮饭做菜时，它们遇火升温比较慢，温度保持比较均衡，能够起到远红外线热源的作用，所以做出来的饭菜更香，也更容易消化吸收，对身体自然有好处。

铸铁锅、铁炒锅……铸铁锅和铁炒锅在使用过程中，会释放出二价铁，和菜一起进入人体，所以特别推荐贫血的朋友使用这类锅。也有的人觉得铁锅重，又容易生锈，所以敬而远之，但其实使用习惯了，还真不想换呢。尽量选择质量好的铁锅。

餐具、玻璃制品……餐具以及装食物用的玻璃制品，在选购时一定要多加注意。因为有些产品为了好看使用了很多的染料，而染料中可能含有铅等重金属，它们对人体是有害的。所以，应该尽量选择无色的产品。

◎ 最好不用的器具

高压锅……虽然使用高压锅能够大大缩减做饭的时间，但因为锅内的高温、高压，将食物的营养物质破坏了一大部分。以糙米为例，用高压锅煮糙米，会使糙米中的淀粉氧化，导致人体难以吸收。所以，还是少用高压锅，多用砂锅。

铝锅、特氟龙涂层不粘锅、搪瓷锅……首先，过量摄入铝对人体不利。另外，特氟龙涂层或搪瓷釉面一旦有破损的话，重金属等有毒有害物质就会从破损部位释放出来，和饭菜一起进入人体，是导致癌症和老年痴呆症的一个原因。为了自己和家人的健康，最好还是不要用这类锅了。

微波炉……有人认为，微波能够改变食物中营养物质的性质，还会破坏其中的酶，虽然科学界尚无定论，但还是少用为妙。

电磁炉……电磁炉使用高频率的电磁波，应该也会给人体带来不好的影响。

调味料选择天然酿造的，不要添加氨基酸、添加剂的

做每顿饭都少不了调味料，所以我们应该选用国产的、纯天然的产品。特别是盐、酱油和味噌等日本人餐桌上的基本调料，一定要选择天然酿造的，不添加任何添加物、氨基酸的。

味噌、酱油……尽量选购三年熟成的陈酿，可以帮助人体制造出阳性的血液，提高细胞的活力。

盐……现在市场上销售的大多是经过精加工的盐，有的还添加了人工成分。我建议大家尽量使用富含矿物质的天然盐。这种盐进入体内之后，能产生发热作用，让身体暖和起来。按照时下流行的健康理论，减少盐分摄入的话，是不可能得到健康体质的。根据自己的口味摄入适量的盐，才是最重要的，万万不可盲目减盐。

油……日本国产的菜籽油和芝麻油风味、品质俱佳，可以放心食用。古时候的日本人，只是用这两种食用油。以前，油炸食物可是奢侈的菜品。

酿造醋……醋属于阴性食物，食用的时候需要格外注意。可以先用火煮沸再吃，也可以用含有柠檬酸的梅子醋代替。

料酒……在选购料酒的时候，请先确认一下标签上注明的成分，尽量选购国产的，用烧酒、糯米制成的。

酒……应该选用纯米酒，制造纯米酒只需要天然的大米、米曲和水。

砂糖……应该避免食用白砂糖、黄砂糖，而食用甜菜糖、蜜糖、饴糖，总之不可过量。还可以将糖加入烧酒中，然后煮沸，让酒精挥发掉一些，制成甜料酒，可以当调味料使用。

幸福的未来由食物造就

婆婆我每天有一项必做的工作，那就是为大山做清洁，这是一种报恩的行为。因为我每天从山上取水、砍柴；因为有了大山的存在，才能让我的心情如此舒畅。从物质和精神两方面来说，大山都是我的恩人。再有，山下的这块土地，给了我大米、蔬菜、野菜，让我健康快乐地生活着，我从心底里感谢这里的生活。

以前，日本人在吃饭之前都要双手合十说一句："我开动啦！"双手合十的这个动作，就是感谢食物给我们带来了生命，同时，让我们意识到自己不过是宇宙中非常微小的一个存在，提醒自己对大自然要充满敬畏和感恩。

用大米的营养成分滋润的血液，构筑的肉体和精神，才能使日本再次朝着正确的方向起航。健康带来的快乐、生育儿女的幸福、坚韧的生存能力，这一切都是由食物造就的。

我打算把这个简单明了的道理传达给更多的日本人。但是，有些朋友事先不联系一下，就直接到绫部我的家中来拜访我，让我有点应付不过来，因为来的朋友实在太多了。所以，我希望大家来我家做客，但也希望您事先联系我一下，让我好有所准备。而且，我每天也有很多的工作要做，比如，清扫大山（去山里扫树叶之类，打扫卫生）、为自己和家人准备饭菜、和村里人一起活动等。我也很重视自己的私生活，希望大家能给我留点个人空间。有兴趣的读者朋友可以参加相关的演讲会、研讨会，学习饮食保健知识，还可以搜集信息采购天然有机食材（请参见 P131~P132）。另外，我已经把我的思想和知识倾注到我的书中，所以我希望朋友们能够认真读我的书，谢谢！

总而言之，婆婆我这把年纪还能拥有如此健康的身体、矍铄的精神，都是托了饮食习惯的福。现在我发出倡议，希望所有日本人都回归自然、回归原点、回归传统、重塑自我。

使用砂锅之后，身体强健很多
宫园直美女士（32 岁生长子）

结婚之前，我在法国、意大利系的西餐企业工作。因此，那时我的饮食以西餐为主，肉、鱼经常吃，西方的奶酪、红酒也是我的大爱，过着饱食终日的肉食生活。

另一方面，我对日本的饮食保健文化也很感兴趣，于是也开始学习。就在这期间，我的母亲因宫颈癌离开了人世。母亲的去世，成了我人生中的一个转折点，我开始追求真正的自然饮食。

为了将自然保健饮食的好处介绍给更多的朋友，我把大阪的家进行了改装，开办了一个料理教室——粒粒屋五彩。当时，我对若杉婆婆的野菜料理有所耳闻，很感兴趣，于是便去若杉婆婆的料理教室上课学习。

"饮食生活离开野菜的话，日本就完蛋啦！"若杉婆婆的这句话给我留下了极其深刻的印象，于是，我非常努力地学习有关野菜的一切知识。但是，住在大阪的城市中，要采摘野菜绝非易事。所以，我下定决心，搬到了绫部居住。

以前，我的体温一直比较低，平均体温很少超过 36℃，再加上低血压、严重的痛经，我的身体处于彻头彻尾的寒性体质。学习了饮食保健知识后，我的体质有所改善，但还是难以完全消除寒性体质的困扰。于是我来向若杉婆婆请教，她建议我："你用砂锅做饭吃，看看有什么效果。"

从那时候起，我把家里的锅全都换了，换成了砂锅和铁锅。渐渐地，我的手脚也开始暖和起来。因为血液循环改善了，是从身体内部开始发热，我的平均体温上升到了 36.5℃左右。仅仅是更换烹饪器具，就能给身体带来如此大的改变，我真是没想到。

从此，我的痛经也基本上治好了。之前，月经临近的时候我就开始害怕，而当小腹开始阵阵剧痛的时候，我总感觉天都要塌下来了，心想："唉！月经又来了。"可是现在，痛经的困扰已经离我远去，每次来月经我都怀有感恩之心："感谢月经帮我把体内的脏东西排出去！"

移居到绫部之后，我就遇到了有缘人，然后就走进了婚姻的殿堂。我和丈夫都已经三十开外，所以一结婚马上就想生一个宝宝。为此，我们两人开始喝烘焙玄米茶，以使身体保持温暖。改变饮食习惯之后，丈夫身体出现的反应比我要明显，因为他以前以肉食为主，所以现在开始排毒，身上长出了湿疹；而且，以前他每天都要喝四五罐啤酒，改谷物菜食之后，酒量自然而然就减少了，现在基本上不碰酒了。

也许因为我们两个都非常注重身体的保养、体质的改善，所以，结婚不久我就怀孕了。现在想一想，若杉婆婆的话太有道理了，就像一盏明灯指引着我在保健养生的道路上不断前行。

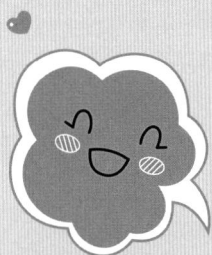

若杉婆婆的健康菜谱，让您远离身体不调

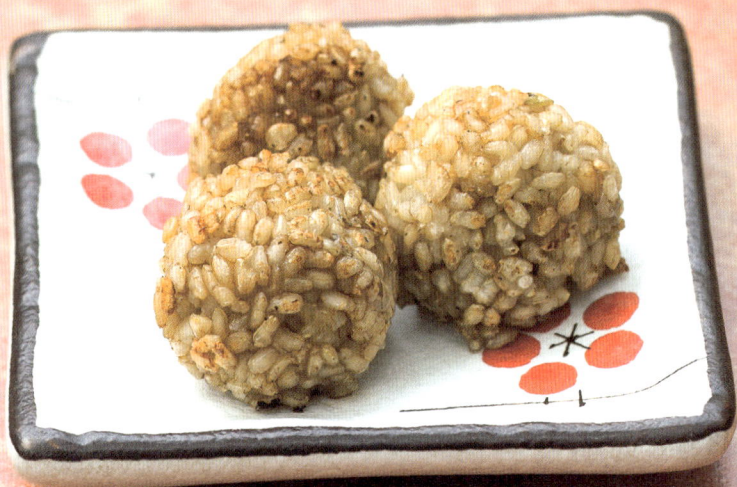

临近冬天，气温下降，我最想吃的就是烤糙米饭团。用炭炉慢慢烘烤的糙米饭团，配上三年陈酿的酱油调味，可谓集中了大量的阳性能量。它能让身体由内而外地温暖起来，让子宫充满活力。

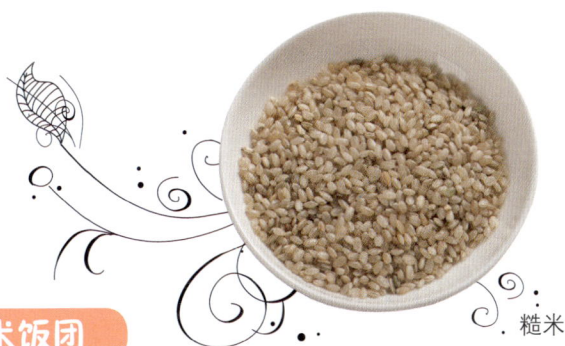

糙米

烤糙米饭团

【材料】

糙米、水、盐、酱油（三年陈酿）

【制作方法】

（一）将糙米放入砂锅中，加入 1.5~2 倍于糙米的水，浸泡一个晚上。

（二）用中火将水煮沸，然后调成小火慢煮。

（三）当锅中水煮干，糙米饭上出现凹陷小洞的时候，关火，盖上锅盖焖 20 分钟左右。

（四）用饭勺对锅中糙米饭进行充分翻搅。待糙米饭稍微冷却，加入少量盐将其捏成饭团。为了便于烤透，饭团的尺寸不宜太大。

（五）在炭炉上面放置一张烧烤用的铁网，待铁网被烤热之后，将糙米饭团一并摆放其上。饭团整个都烤成黄褐色，就可以了。

（六）用碗盛酱油，将烤好的糙米饭团浸入酱油中，取出饭团，沥干酱油，再放到铁网上小烤一会儿，就可以吃了。

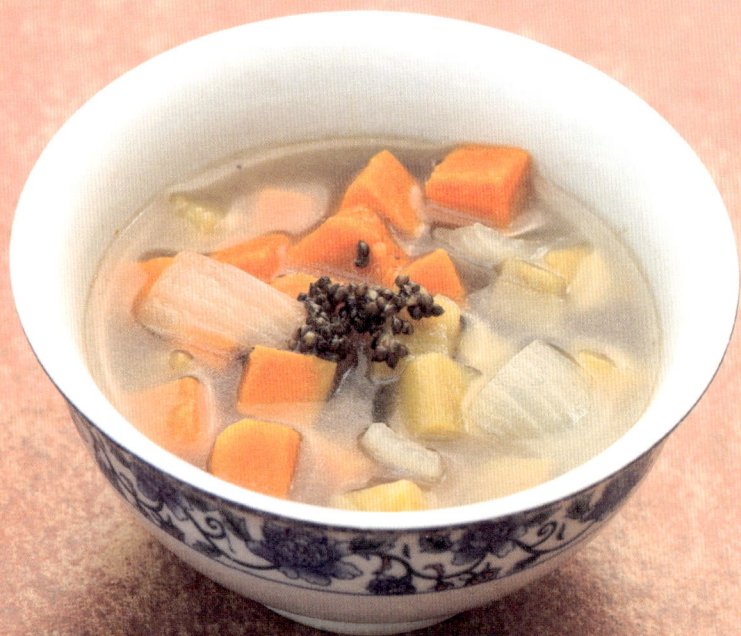

　　有句俗话叫作："稗子专治寒症。"在各种谷物中，稗子温暖身体的效果是最佳的。用芝麻酱调味，再加入南瓜，就不仅滋养而且美味了。根据季节，还可以加入豆子、玉米等，让稗子汤的风味别具一格。另外，稗子汤还可以作为断奶期间的食品给婴儿吃，住院的病人也适合用稗子汤补养身体。

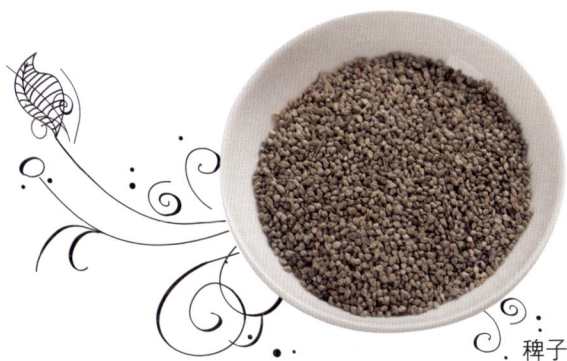

稗子

稗子汤

【材料】

稗子（别名：稗、稗草）、海带、洋葱、南瓜、红薯、芝麻油、芝麻酱、盐、胡椒、酱油

【制作方法】

（一）将稗子（充分洗干净）和海带分别用水浸泡一个晚上。

（二）将洋葱切成薄片，南瓜和红薯切成小块。

（三）将砂锅烧热之后，倒入芝麻油，放入洋葱片进行翻炒。

（四）将稗子也放入锅中，由左至右翻炒。

（五）向锅中加入事先煮好的海带汤、南瓜、红薯，煮沸后，调成小火慢煮 20 分钟。

（六）加入芝麻酱、盐、胡椒、酱油进行调味。

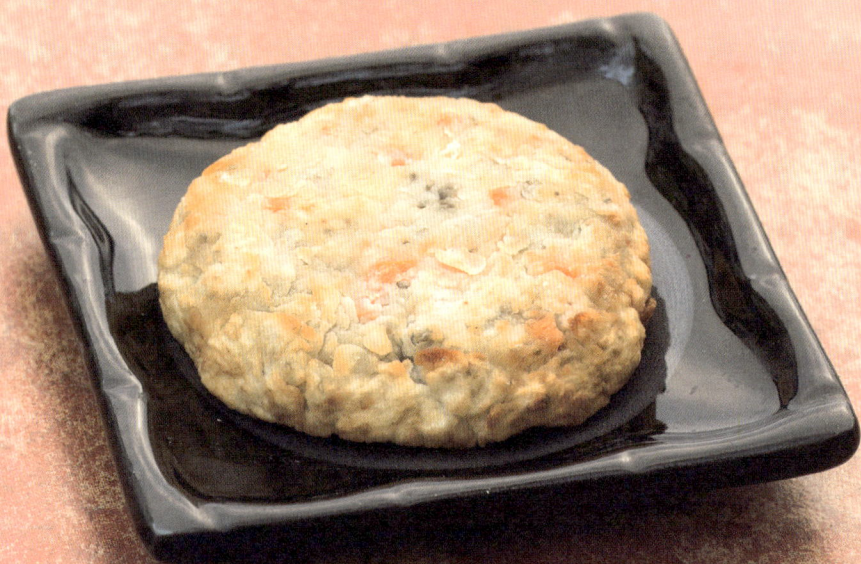

使用稗子制作的阳性煎饼。煎的时候不要用太多油，因此不会觉得太油腻。

稗子煎饼

【材料】

稗子、水、洋葱、胡萝卜、盐、胡椒、面包粉、小麦粉、芝麻油、油

【制作方法】

（一）将砂锅清洗干净，放入稗子，再加入 1.5~1.8 倍于稗子的水，将稗子浸泡一个晚上。第二天使用之前，用簸箩将稗子中的水沥干。

（二）在空砂锅中加入 1~1.2 倍于稗子的水，煮沸后加入稗子。一边煮一边用勺子顺时针搅拌。水分减少之后，调成小火，盖上锅盖焖煮 15~20 分钟。

（三）将平底锅烧热之后，加入芝麻油，再加入切成小丁的洋葱头和胡萝卜进行翻炒。注意翻炒时锅铲旋转的方向应该是顺时针的。

（四）将（二）和（三）做好的材料进行混合，加入盐、胡椒调味，再掺入少量面包粉、小麦粉，充分搅拌后，捏成大小合适的丸子。

（五）在盐水中加入适量面粉，调成较稀的面糊，将（四）中做好的丸子浸入面糊中，拿出后再裹一层面包粉。

（六）在平底锅中加入一厘米深的油，烧热后将（五）中做好的丸子下锅油煎，两面都煎成黄褐色后，就可以出锅了。

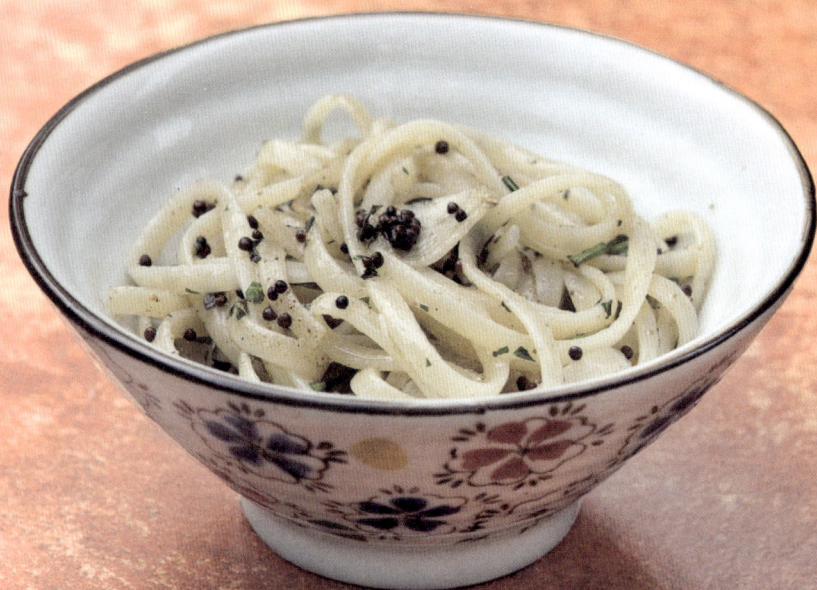

前面讲过，想生孩子的朋友，最好多吃植物的果实、种子。下面就为您介绍一道盐腌紫苏子调味的面条。如果正赶上秋季的话，还可以加入一些新鲜的紫苏子，色泽和香味更加到位。

紫苏子面条

【材料】

盐腌紫苏子、生紫苏子、意大利面、橄榄油、漆姑草【瓜槌草（植物名实图考）、珍珠草（滇南本草）】、大蒜、盐、胡椒

【制作方法】

（一）将锅中加入大量的水和适量的盐，开始煮意大利面。与此同时，将平底锅烧热，加入适量橄榄油，油热后放入大蒜、漆姑草爆出香味，加入盐腌紫苏子迅速翻炒几下。

（二）意大利面煮好之后，将其捞出，沥水后放入（一）中的平底锅。加入盐、胡椒和生紫苏子进行调味，翻炒几下就可以出锅装盘了。

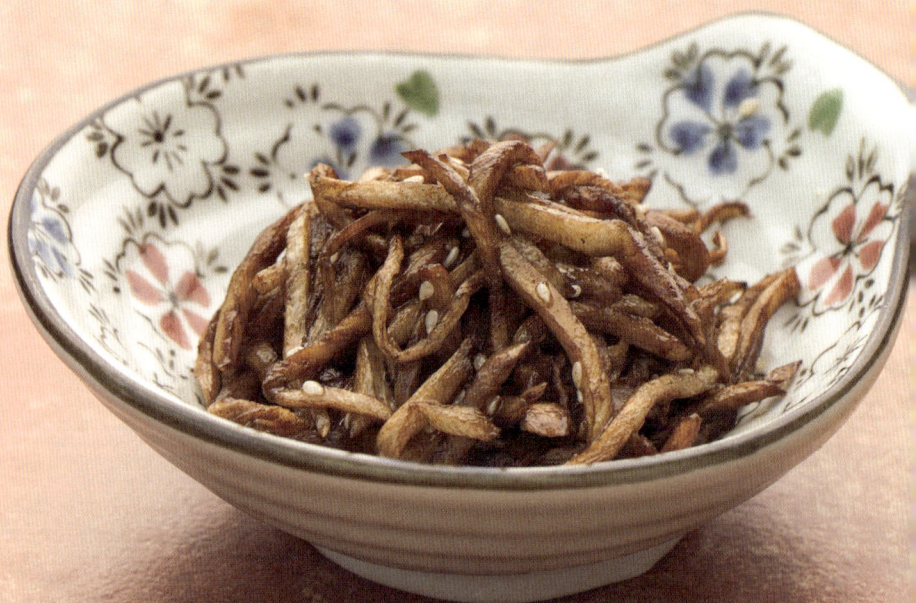

【要点】

据记载，在日本的绳文时代，日本人就已经食用茭白。茭白一般秋季收获，具有净化血液、清洁子宫、增进细胞活力的功效。

若杉家独特的温暖子宫原创菜谱

因为若杉婆婆开办料理教室，于是，若杉婆婆的长女斋藤典加女士就从母亲那里学会了很多保健饮食的做法。下面就为朋友们介绍一些温暖子宫的独特菜谱。

素炒茭白丝

【材料】

茭白一根（也可以换作一段莲藕）、一小勺盐、一大勺酱油、一大勺芝麻油、半大勺芝麻、五香粉适量

【制作方法】

（一）将茭白剥皮洗净后，先纵向斜切成片，再切成丝。

（二）将砂锅烧热，加入多半大勺芝麻油，再加入切好的茭白丝进行翻炒。加入一小勺盐，由左至右旋转翻炒，调成中火后盖上锅盖焖烧。

（三）将锅内茭白丝焖透之后，加入酱油。待酱油全被茭白丝吸收之后，加芝麻油、芝麻、五香粉，再翻炒几下，关火出锅。

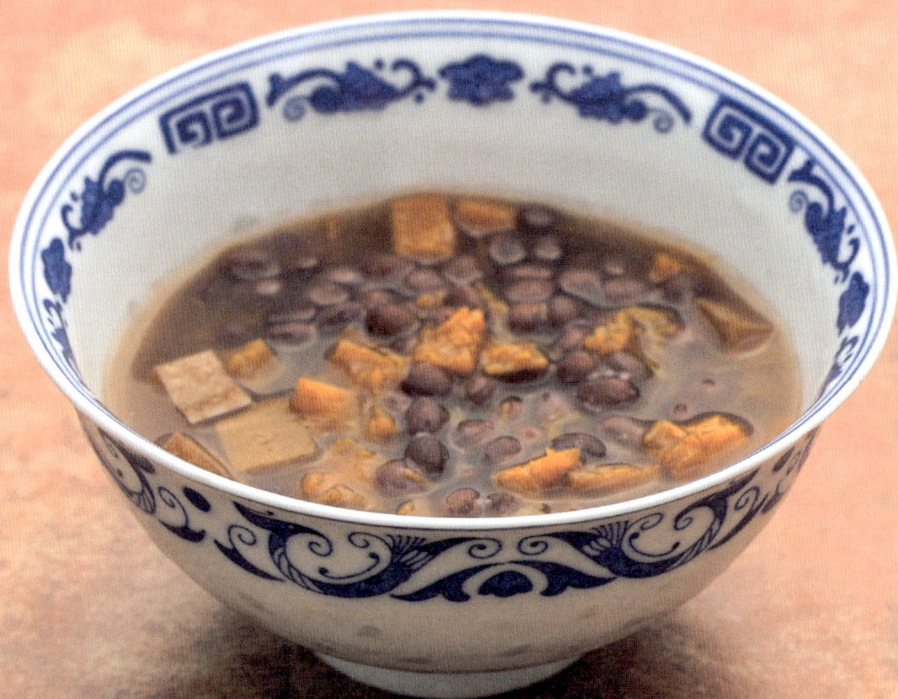

红豆南瓜粥

【材料】

一杯红豆、三杯水、半个南瓜、一小勺盐、少许酱油

【制作方法】

（一）将红豆清洗干净，用三倍于红豆的水煮红豆，等水快煮干时，再加入一些水。

（二）将南瓜切块，大小为一口一块最为合适，撒上少许盐。

（三）红豆煮熟之后，加入南瓜块，盖上锅盖小火焖煮 20 分钟左右。

（四）煮好之后，根据自己的口味加入盐或酱油，轻轻搅拌过后就可以食用。

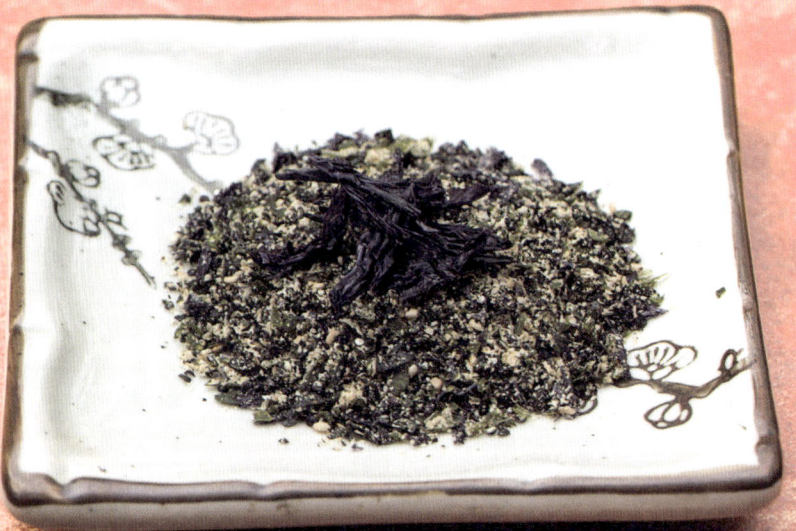

狗尾草籽下饭菜

【材料】

四大勺狗尾草籽、一大勺天然盐、一大勺芝麻、一大勺肠浒苔、
一大勺干裙带菜、半张紫菜片

> ※ 到了八月，采摘黄色的狗尾草，将草穗晒干后，再将草
> 籽脱粒，保存。

【制作方法】

（一）将天然盐放入平锅中干炒 20 分钟左右，再放入研磨钵中
磨成粉末。磨成粉末后，可以减轻肾脏的负担。

（二）将狗尾草籽放入砂锅中干炒，然后再放入研磨钵中磨碎。

（三）分别干炒芝麻、肠浒苔、干裙带菜。炒后的干裙带菜用
研磨棒捣碎，紫菜片用手掰碎。

（四）将（一）到（三）中做好的材料混合在一起，就成了下
饭菜。

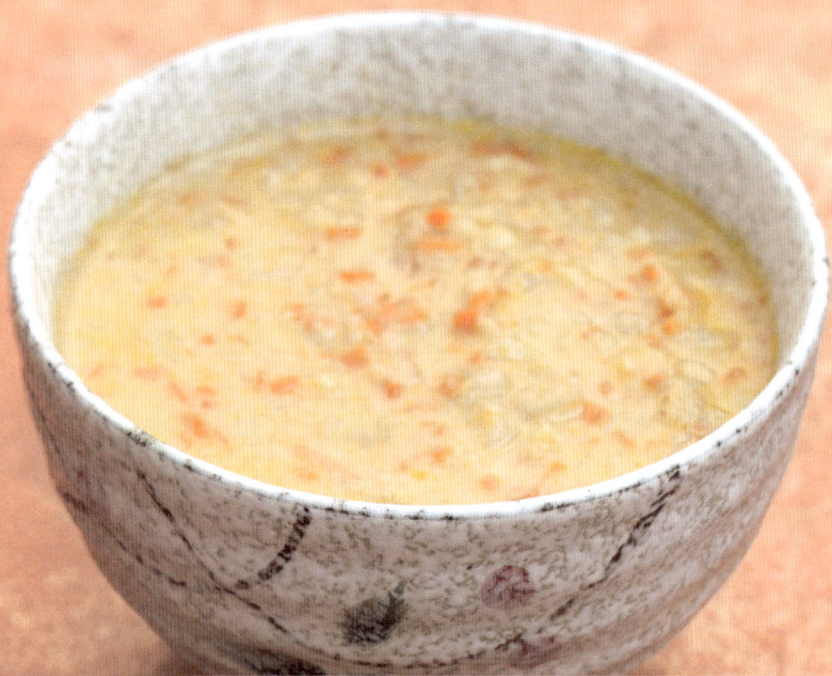

【要点】
　　这道味噌酱中加入了生姜、胡萝卜、牛蒡、茭白等材料，这些食材都是改善寒性体质的"良药"。吃饭的时候，建议再搭配上提高肾脏活力的红豆南瓜、有利于怀孕的狗尾草籽下饭菜，就成了一顿完美的"暖身套餐"。

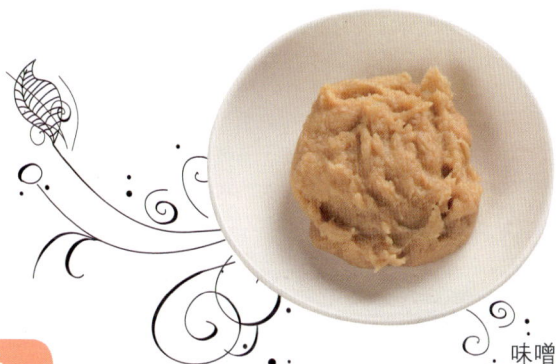

味噌

味噌酱

【材料】

一根茭白（也可用牛蒡代替）、半根牛蒡、半根胡萝卜、一小段莲藕、一块生姜、150 克味噌、1.5 大勺芝麻油、两大勺水、盐适量

【制作方法】

（一）将茭白、牛蒡、胡萝卜、莲藕、生姜都切成碎末。

（二）在加热的砂锅中倒入适量芝麻油，先后放入茭白、牛蒡、莲藕、胡萝卜进行翻炒。每加入一种材料，就加少许盐，注意翻炒时要顺时针旋转。

（三）锅中加入适量的水，盖上锅盖，调成小火进行焖煮。

（四）煮熟之后，加入味噌，并按顺时针方向进行翻搅，再加入生姜末，搅匀后就可以关火了。

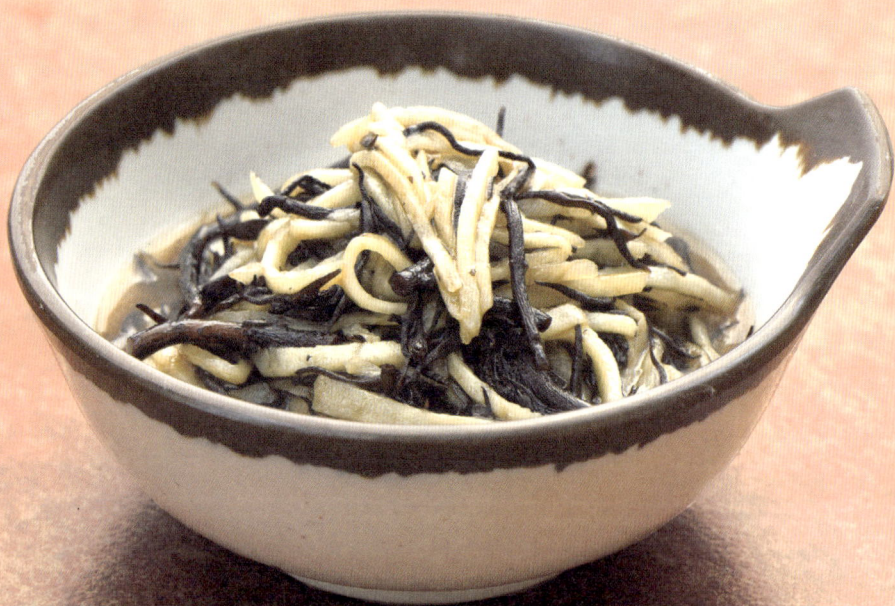

【要点】

羊栖菜和茭白一样，都具有净化血液的功效。泡发羊栖菜的水中，含有钙等多种矿物质，所以不要丢掉，煮菜时加入锅中，可以补钙。这道菜营养均衡，特别推荐给孕妇或有贫血倾向的朋友食用。

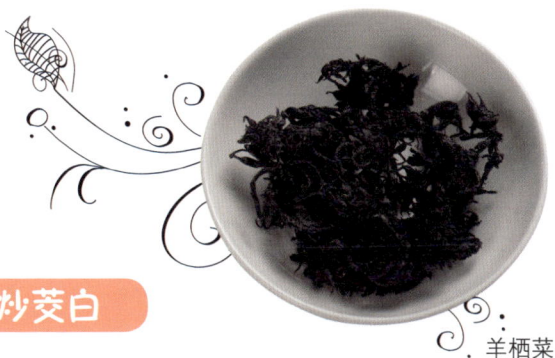

羊栖菜炒茭白

羊栖菜

【材料】

50 克干羊栖菜（别名：海藻、鹿角菜、灯笼菜、玉海草等）、一根茭白（也可用一段莲藕代替）、一小勺盐、酒、甜料酒、酱油适量、一大勺芝麻油、泡发羊栖菜的水

【制作方法】

（一）将干羊栖菜清洗干净，用水发泡。

（二）先将茭白纵向斜切成片，再切成丝。

（三）向烧热的砂锅中加入适量芝麻油，加入茭白丝和盐进行翻炒，随后，再加入泡发好的羊栖菜迅速顺时针翻炒。

（四）将泡发羊栖菜的水倒入锅中，直至淹过羊栖菜，盖上锅盖，小火慢煮。

（五）待锅中水分几近收干，只剩锅底一点儿汤汁的时候，根据自己的口味酌情加入酒、甜料酒、酱油等调味料。再煮一会儿，让食材继续吸收一些汤汁后就可以关火了。

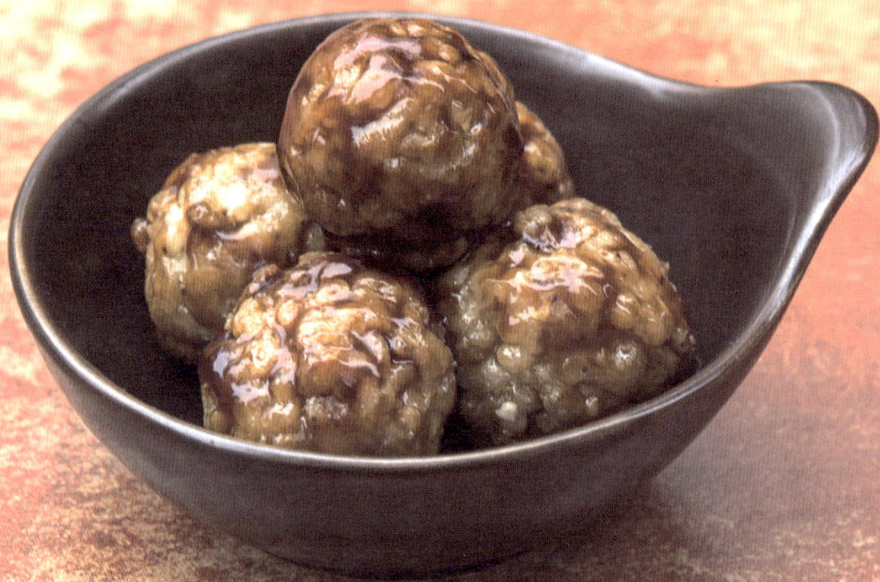

【要点】

　　高粱富含膳食纤维和铁元素，对于改善贫血和便秘有明显效果。而且，如此制作的高粱饭团非常有弹性，咀嚼起来有肉的口感。

高粱

油煎高粱饭团

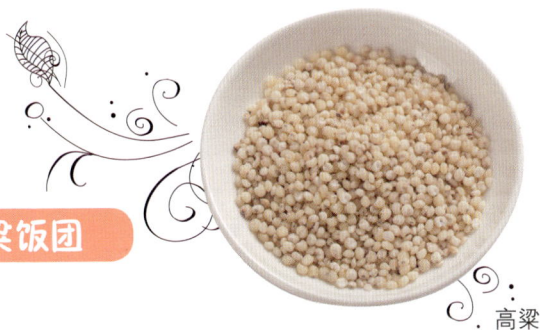

【材料】

200 克高粱、1.5 杯的水、适量的盐、150 克洋葱、150 克茭白、适量的面包粉和小麦粉、一大勺芝麻油、适量的菜籽油、适量的甜料酒、酱油和淀粉

【制作方法】

（一）将高粱进行彻底的清洗。

（二）将高粱、水和适量的盐放入砂锅中，进行焖煮。

（三）将洋葱和茭白切成碎末。

（四）在烧热的砂锅中倒入适量的芝麻油，将洋葱和茭白炒熟。

（五）将（二）和（四）中做好的材料都放入大碗中，再加入适量的盐、面包粉、小麦粉，进行充分搅拌后，团成饭团，大小以一口一个为佳。

（六）用菜籽油将（五）中团好的饭团煎一遍，放入盘中沥干油。

（七）在烧热的平底锅中加入甜料酒，待甜料酒沸腾后，加入酱油，再加入水溶淀粉（一大勺淀粉兑两大勺水）制成芡汁，淋在饭团上，为其勾芡。

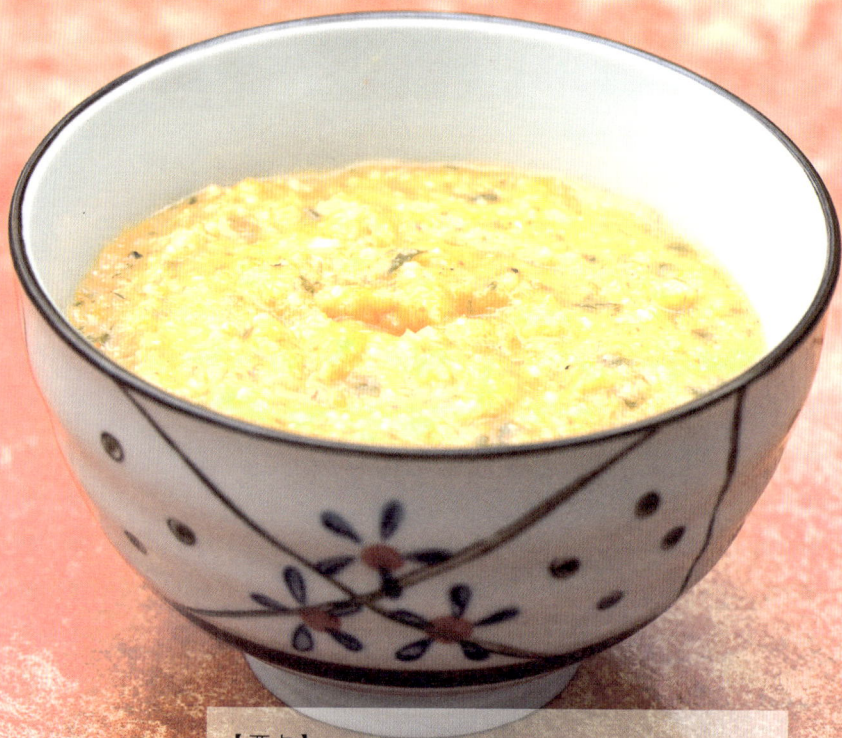

【要点】

　　南瓜羹中加入糙米后,会变得稍有嚼劲,口感更好。特别是寒冷的季节，如果再加入味噌或芝麻酱调味的话，温暖身体的效果会更好。这道糙米南瓜羹适合做婴儿的断奶食物、病人补养身体，以及肠胃较弱的人食用。

糙米南瓜羹

【材料】

四分之一个南瓜、一碗糙米饭、一个洋葱、半根胡萝卜、四分之一个卷心菜、一大勺芝麻油、一小勺盐、适量的胡椒、1~2大勺味噌或酱油、10厘米长的海带

【制作方法】

（一）用水将海带浸泡两小时以上。

（二）将洋葱切成薄片，卷心菜切成小片，胡萝卜切成细丝。将南瓜切成小块，以一口一块为佳。将这些材料分别放在不同的容器中，单独放置。

（三）在烧热的砂锅中倒入薄薄一层芝麻油，按照洋葱、卷心菜、南瓜、胡萝卜的顺序将材料倒入锅中。每倒入一种材料就加少许盐翻炒一下，以便将每种材料的味道充分炒出来。

（四）将泡好的海带倒入锅中，加水用中火焖煮，直到蔬菜变得非常软糯，关火。再把糙米饭加入锅中。

（五）用榨汁机或搅拌机，将锅中煮好的混合物搅拌成糊状，就制成了糙米南瓜羹。

（六）将糙米南瓜羹再次倒入砂锅中，加热，同时加入适量的盐和酱油调味，根据自己的喜好，也可以加味噌。

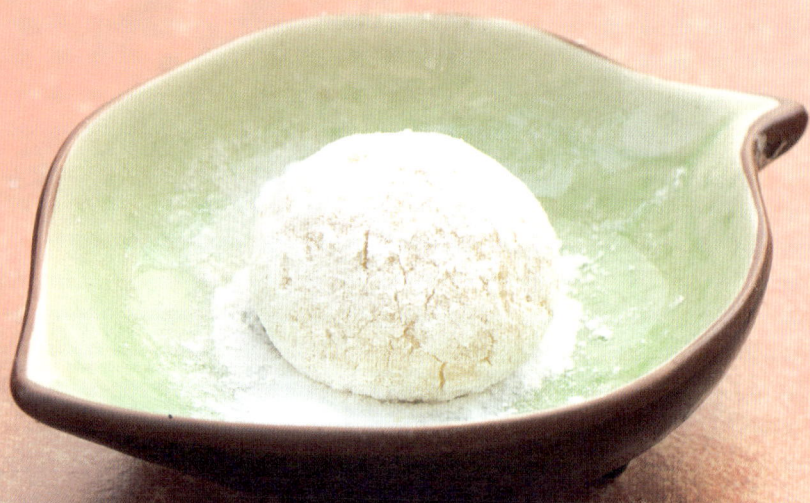

【要点】

　　红薯属于阴性食物，但是加入阳性的黍米后，整体的阴阳就达到了平衡。红薯黍米团很耐饿，适合当下午茶点吃。

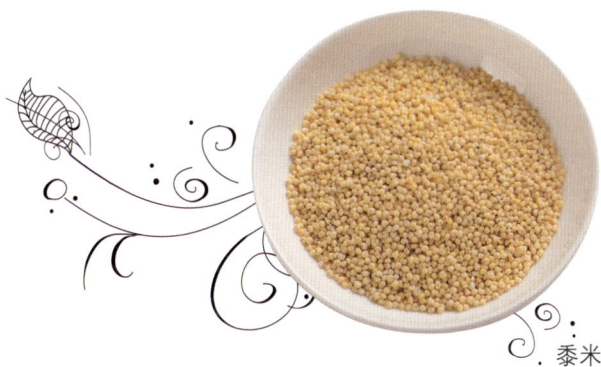

黍米

红薯黍米团

【材料】

200 克红薯、200 克黍米、1.5 杯的水、适量的盐和淀粉

【制作方法】

（一）将黍米认真地清洗干净。

（二)将红薯切成很小的块。将黍米、红薯块、盐和水加入砂锅中，进行焖煮。

（三）锅中食材煮熟之后，用研磨杵将其捣成糊状。

（四）手沾水，用（三）中做好的糊状混合物团团子。团子的大小以一口一个为佳。

（五）在淀粉中加入适量的盐，将团好的团子在淀粉中滚动，使其周身沾满淀粉。

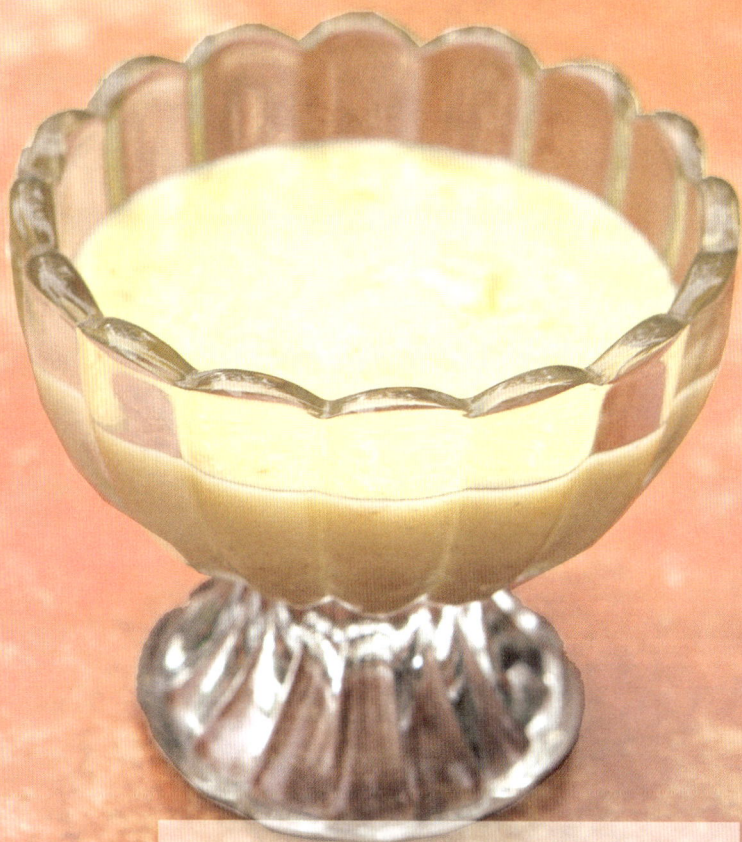

【要点】
　　这是一款以米粉为主要原料做成的甜品。米粉能帮人体制造干净的血液，而苹果汁具有促进消化的功效。可以说，这道甜品老少皆宜。

苹果米粉果冻

【材料】

两杯半苹果汁、半杯米粉、适量的盐

黍米汤汁：两大勺黍米、一杯苹果汁、适量的盐

【制作方法】

（一）将苹果汁倒入锅中，加入米粉，在加热的同时用勺子按顺时针方向搅拌米粉和苹果汁。煮得比较黏稠时，加适量的盐，关火。待冷却一会儿后，继续搅拌，如果太稠，可以再加入苹果汁调整，制成果冻状。

（二）另找一个锅，加入苹果汁、黍米和适量的盐，焖煮，做成黍米汤汁。黍米汤汁冷却后也会变得比较浓稠，可以再加入一些苹果汁将其变稀。

（三）将米粉果冻盛到碗中，上面淋上黍米汤汁即可食用。

图书在版编目（CIP）数据

温暖子宫的健康书 /（日）若杉友子著；郭勇译.
-- 南昌：江西科学技术出版社，2014.7
ISBN 978-7-5390-5150-5
Ⅰ.①温… Ⅱ.①若…②郭… Ⅲ.①子宫－保健－
食物疗法 Ⅳ.①R247.1

中国版本图书馆CIP数据核字(2014)第161017号

国际互联网〔Internet〕地址：http://www.jxkjcbs.com
选题序号：ZK2014046
图书代码：D14100-101
版权合同登记号：14-2014-176

SHIKYÛ WO ATATAMERU KENKÔ-HÔ
Copyright © 2012 by Tomoko WAKASUGI
First published in 2012 in Japan by WAVE PUBLISHERS CO., LTD.
Simplified Chinese translation rights arranged with WAVE PUBLISHERS CO., LTD.
through Japan Foreign-Rights Centre/Bardon-Chinese Media Agency

温暖子宫的健康书　　　　　　　　　　　　（日）若杉友子著

出版发行　江西科学技术出版社
社　　址　南昌市蓼洲街2号附1号　邮编：330009 电话：0791-86623491
　　　　　传真：0791-86639342　　邮购：0791-86622945　86623491
经　　销　各地新华书店
印　　刷　鸿博昊天科技有限公司
开　　本　880mm×1230mm　1/32
印　　张　5.5
版　　次　2014年9月第1版　2014年9月第1次印刷
字　　数　60千字
书　　号　ISBN 978-7-5390-5150-5
定　　价　32.80元